W0262983

Springer-Verlag Berlin Heidelberg GmbH

Manfred Scholz

Keine Chance dem Herzinfarkt

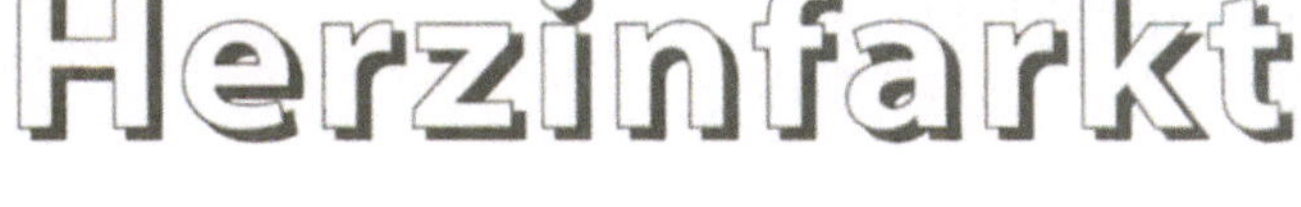

Mit 65,
teilweise farbigen
Abbildungen

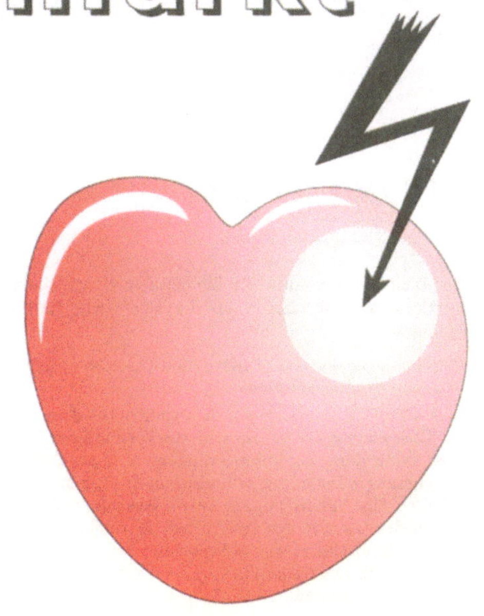

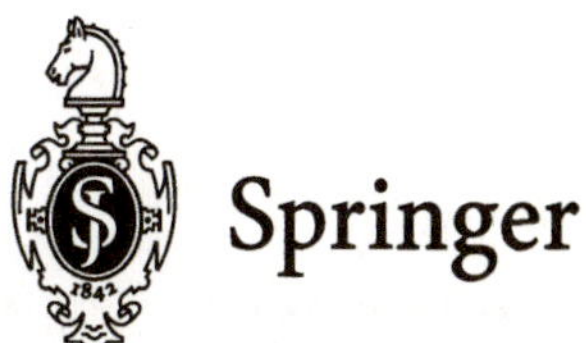

Springer

Dr. med. Manfred Scholz
Herz- und Kreislaufzentrum
Kardiologische Fachklinik
(Leitender Chefarzt: Prof. Dr. med. C. Vallbracht)
Heinz-Meise-Strasse 100

36199 Rotenburg a.d. Fulda

ISBN 978-3-540-43642-3

Die Deutsche Bibliothek-CIP-Einheitsaufnahme. Scholz, Manfred: Keine Chance dem Herz-infarkt. Manfred Scholz, 2003 - Berlin ; Heidelberg ; New York ; Hongkong ; Mailand; Paris ; Tokio: Springer.

ISBN 978-3-540-43642-3   ISBN 978-3-642-55800-9 (eBook)
DOI 10.1007/978-3-642-55800-9

http://www.springer.medizin.de

© Springer-Verlag Berlin Heidelberg 2003
Ursprünglich erschienen bei Springer-Verlag Berlin Heidelberg New York 2003

Lektorat: Dr. F. Kraemer, Heidelberg
Layout und Herstellung: W. Bischoff, Heidelberg
Umschlaggestaltung: de'blik, Berlin
Zeichnungen: P. Lübke, Wachenheim
Reproduktion der Abbildungen: Dünkel Prepress GmbH, Heidelberg

Gedruckt auf säurefreiem Papier   SPIN: 10879029   22/BF3130 – 5 4 3 2 1 0

Vorwort

Jeder zweite bis dritte Mensch in den industriellen Ländern wird in seinem Leben eine Erkrankung des Herzens oder des Kreislaufs erleiden. Die Durchblutungsstörung des Herzens, die sogenannte koronare Herzkrankheit, spielt hierbei die größte Rolle. Ein großer Teil dieser Erkrankungen lässt sich vermeiden oder in ein höheres Lebensalter verschieben, wenn verschiedene Risikofaktoren behandelt werden. Auch die Fortschritte in der Medizin bewirken einen günstigeren Verlauf der Erkrankung als noch vor 20 Jahren. Für die optimale Versorgung von Patienten mit Durchblutungsstörung des Herzens ist eine gute Zusammenarbeit zwischen Arzt und Patient notwendig. Hierzu gehört die umfassende Information und Aufklärung der Patienten über die unterschiedlichen Behandlungsverfahren, aber auch über Möglichkeiten der Vorbeugung.

Allein zum Thema "koronare Herzkrankheit" erscheinen jedes Jahr mehrere Bücher. Sie richten sich jedoch überwiegend an Studenten der Medizin und Ärzte. Medizinische Ratgeber in den unterschiedlichsten Medien erfreuen sich größter Popularität. Doch hier kann jeweils nur ein kleiner Ausschnitt aller bedeutsamen Informationen zu einer Erkrankung geboten werden.

Der vorliegende Ratgeber ist speziell für medizinische Laien konzipiert, sei es, dass sie selbst an einer Durchblutungsstörung des Herzens erkrankt sind oder dass sie Umgang mit Patienten haben oder einer Risikogruppe angehören. Er berücksichtigt die neuesten Entwicklungen auf dem Gebiet der Herz- und Kreislaufmedizin und widmet sich ausführlich den Fragen zur allgemeinen Lebensführung. Es wurde besonderer Wert auf die Verwendung verständlicher Ausdrücke für die jeweiligen Sachverhalte gelegt.

Damit sollte jeder Interessierte in die Lage versetzt werden, gemeinsam mit seinem Arzt die bestmögliche Behandlung seiner Erkrankung zu erzielen.

Prof. Dr. med. C. Vallbracht

▬ Inhaltsverzeichnis

Kapitel 1
Die normale Herzfunktion

Um die Bedeutung der koronaren Herzkrankheit verstehen zu können, ist zunächst die Darstellung der normalen Herzkreislauffunktion notwendig.

Der Blutkreislauf

Das Herz ist der "Motor" unseres Kreislaufs. Es ist ein Hohlmuskel mit einem Gewicht von rund 300 g. In jeder Minute pumpt er 5–7 l Blut durch den Organismus. Das sind in 24 h rund 10.000 l! Soviel fasst ein Öltank einer Ölheizung eines Einfamilienhauses.

In Ruhe schlägt das Herz hierfür 60- bis 80-mal in der Minute. Bei körperlicher Anstrengung kann die Herzfrequenz steigen bis auf 200-mal/min. Bei jeder Herzaktion füllen sich zunächst die Herzkammern mit rund 70 ml (ungefähr ein Drittel Wasserglas) des aus den Venen zurückströmenden Blutes. Anschließend zieht sich der Herzmuskel zusammen und drückt so das Blut aus dem Herzen in den Kreislauf. Bei der nachfolgenden Erschlaffung des Herzmuskels werden die Herzkammern wieder gefüllt und die Herzaktion beginnt von neuem.

> ♥ Hochleistungsmotor Herz
> **An jedem Tag pumpt der Herzmuskel 10.000 l Blut durch den Kreislauf.**

Bevor das Blut in die Herzkammern einströmt, wird es in den Herzvorhöfen gesammelt. Wenn dann der Herzmuskel für die Füllung erschlafft, ziehen sich die Herzvorhöfe zusammen und drücken das Blut aktiv in die Herzkammer. Dies gewährleistet eine rasche Füllung der Herzkammern. Während einer einzelnen Herzaktion steht hierfür nur rund eine halbe Sekunde Zeit zur Verfügung.

Hat der Mensch zwei Herzen?
Ein rechtes und ein linkes?

Das Herz als "Motor" des Kreislaufs weist eine Besonderheit auf: Es ist der Knotenpunkt von zwei getrennten Kreisläufen, die unterschiedliche Aufgaben haben. Für jeden dieser zwei Kreisläufe steht ein Teil des Herzens zur Verfügung. Der Einfachheit halber spricht man vom rechten bzw. vom linken Herzen. Gemeint ist der rechte *Teil* und der linke *Teil* des Herzens mit je einem Herzvorhof und einer Herzkammer (Abb. 1):

1.　Das *rechte Herz* versorgt den Lungenkreislauf.
Das Blut, das aus dem Kreislauf zum Herzen zurückfließt, gelangt zunächst in den rechten Herzvorhof und wird dann in die rechte Herzkammer geleitet. Von dort wird das Blut in die Lungenschlagader gepumpt. Diese zweigt sich in der Lunge bis zu mikroskopisch feinen Äderchen auf. Die Wand dieser Äderchen ist so dünn, dass der Sauerstoff aus der Atemluft passiv aus den Lungenbläschen ins Blut übertreten kann. Das Blut fließt dann weiter durch die Lungenvenen in Richtung linkes Herz.

2.　Das *linke Herz* versorgt den Körperkreislauf.
Aus den Lungenvenen fließt das mit Sauerstoff angereicherte Blut in den linken Vorhof und gelangt von dort in die linke Herzkammer. Die linke Herzkammer treibt das Blut in die Hauptschlagader, die sich zu den Organen hin aufzweigt. Auf diesem Weg gelangt Sauerstoff zu allen Organen. Mit Hilfe des Sauerstoffs kann aus den mit der Nahrung aufgenommenen Zucker- bzw. Fettbestandteilen Energie gewonnen werden. Diese Energie wird für Aufbauleistungen (Wachstum) und Bewegungen (Muskeln) sowie für geistige Leistungen verwandt. Nachdem in den einzelnen Organen der Sauerstoff aus dem Blut in das Gewebe übergetreten ist, fließt das Blut über die Venen zurück zum rechten Herz.

Warum fließt das Blut im Kreislauf nur in einer Richtung?

Damit das Blut tatsächlich durch den Kreislauf fließt, muss der Blutstrom durch Ventile geregelt werden. Dies sind die Herzklappen. Sie lassen das Blut nur in einer Richtung passieren. Am Herzen gibt es insgesamt 4 Herzklappen. Linkes und rechtes Herz haben jeweils 2 Herzklappen. Von diesen befindet sich jeweils eine Klappe zwischen dem Herzvorhof und der Herzkammer. Diese Klappe verhindert, dass bei der Pumpaktion des Herzmuskels Blut zurück in die Venen der Lunge oder des Körperkreislaufs gepumpt wird. Die zweite Klappe befindet sich am "Ausgang" des Herzens, wo das Blut in den Lungenkreislauf bzw. den Körperkreislauf gepumpt wird. Sie verhindert, dass während der Füllung der Herzkammer Blut aus den Schlagadern zurück ins Herz fließen kann.

Wie wird das Blut im Körperkreislauf verteilt?

Von der Hauptschlagader gehen Adern zu allen Körperregionen ab. Dies sind die Arterien. Kopf, Arme, Beine, Bauchorgane und auch das Herz selbst werden auf diese Weise mit Blut versorgt. In den einzelnen Organen zweigen sich die Arterien bis in feinste Verästelungen auf. Man nennt sie Kapillaren. Hier wird der Sauerstoff durch die dünne Wand der

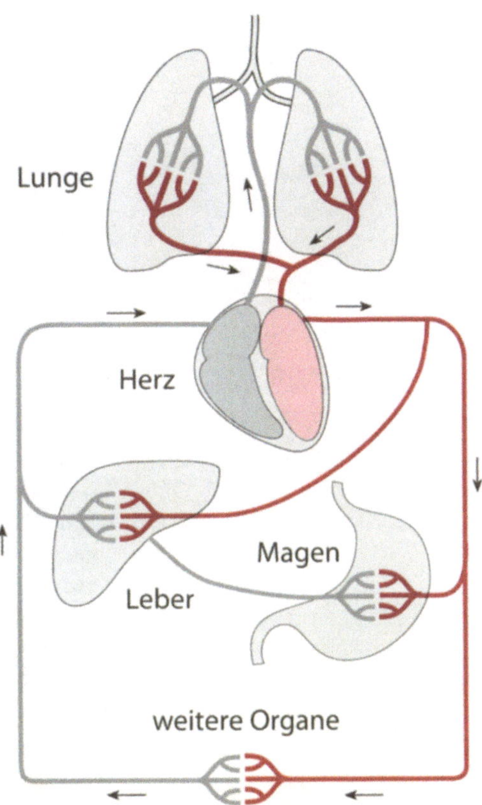

Abb. 1. **Der Blutkreislauf.** Von der Lunge strömt das mit Sauerstoff angereicherte Blut (*rot* dargestellt) zum linken Herzen (auf der Abbildung *rechts*). Aus dem linken Herzen wird das Blut in den Körperkreislauf zur Versorgung der Organe gepumpt, dargestellt durch das Aderknäuel unten im Bild. Über die Venen gelangt das nun sauerstoffarme Blut (*grau* dargestellt) zum rechten Herzen und wird von dort wieder zur Lunge zur erneuten Sauerstoffaufnahme gepumpt

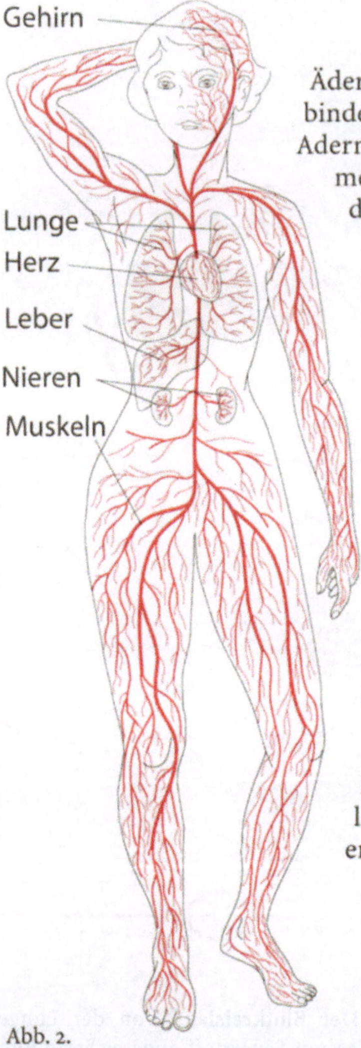

Äderchen an die Gewebe abgegeben. Die Kapillaren verbinden sich im weiteren Verlauf wieder zu größeren Adern, den Venen. Schließlich gelangt das Blut über immer größere Venen in das rechte Herz und wird von dort in die Lunge gepumpt (Abb. 2).

Die Sauerstoffversorgung des Herzens

Genau wie alle anderen Organe benötigt auch das Herz für seine Arbeit Sauerstoff zur Energiegewinnung. Das Herz beansprucht etwa 1/7 des Blutes, das in den Körperkreislauf gepumpt wird. Die Adern, die das Herz selbst mit sauerstoffreichem Blut versorgen, gehen ganz am Anfang der Hauptschlagader ab. Sie führen kranzförmig um den Herzmuskel herum. Diese Eigentümlichkeit spiegelt sich in den unterschiedlichen Bezeichnungen wider. Sie heißen Kranzadern, Kranzarterien, Herzkranzgefäße, Koronarien (lat. corona = Kranz) oder Koronararterien. Man unterscheidet drei Hauptkranzgefäße: Eine rechte Kranzader und zwei linke Kranzadern. Die beiden linken Kranzadern entspringen aus einem gemeinsamen Hauptstamm.

> ♥ **Energie fürs Herz**
> **Das Herz benötigt selbst rund 15% des Blutes, das es in den Kreislauf pumpt.**

Abb. 2.
Die Schlagadern (Arterien). Vom Herzen ausgehend zweigen sich die Schlagadern auf und führen Blut in die verschiedenen Körperregionen

Zur Benennung der Kranzadern werden üblicherweise Abkürzungen verwendet. Diese leiten sich teils von englischen Ausdrücken und teils von lateinischen Bezeichnungen ab: Die rechte Kranzader heißt RCA, die linke Kranzader heißt LCA. Der linke Vorderwandast wird RIA genannt nach der lateinischen Bezeichnung Ramus interventricularis anterior oder auch LAD

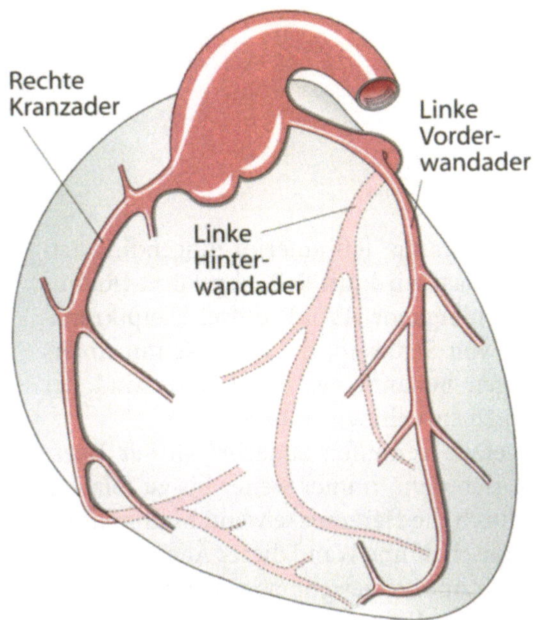

Abb. 3a–c. **Das Herz.**

a: **Frontansicht.** In der Abbildung ist schematisch der Verlauf der Kranzarterien nach ihrem Abgang aus der Hauptschlagader gezeigt. Die linke Kranzarterie (auf der Abbildung nach rechts abgehend) zweigt sich nach wenigen Zentimetern in zwei große Äste, einen vorderen und einen hinteren auf. Deshalb spricht man von drei und nicht nur von zwei Herzkranzgefäßen.

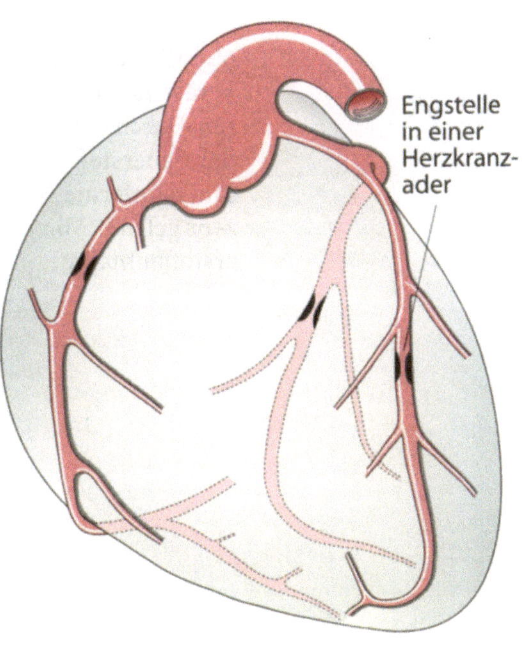

b: **Engstellen an den Herzkranzadern.** Alle 3 Herzkranzadern können von Einengungen betroffen sein. Liegt eine Einengung von mehr als 50% vor, können Herzschmerzen bei Belastung auftreten.

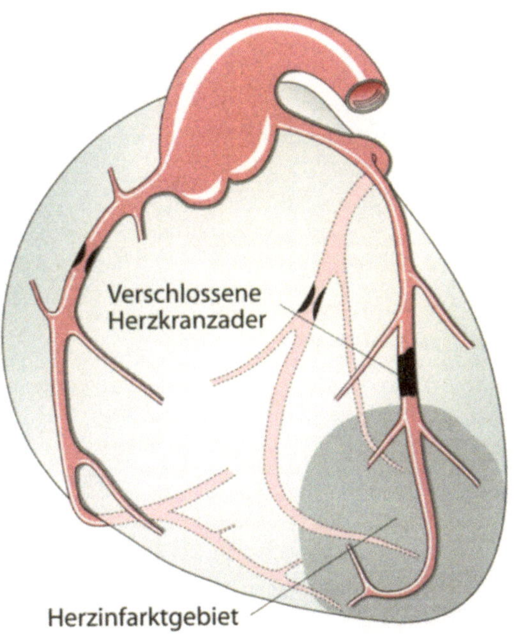

c: **Entstehung eines Herzinfarkts.** Wenn sich eine Herzkranzader komplett verschließt, gelangt zu einem Teil des Herzmuskels kein Blut mehr. Dieser Teil ist vom Absterben bedroht, wenn es nicht frühzeitig gelingt, den Verschluss wieder zu eröffnen

nach der englischen Bezeichnung "left anterior descending artery". Der linke Hinterwandast wird mit RCX abgekürzt (Ramus circumflexus = der umschlingende Ast). Die drei Hauptkranzadern haben eine Reihe von Seitästen, die teilweise mit unterschiedlichen Abkürzungen benannt werden. Details sind der Abb. 3 und dem Lexikon zu entnehmen (Kap. 8).

Die Herzkranzgefäße verlaufen zunächst an der Herzoberfläche. Sie zweigen sich dann immer weiter bis zu feinsten Verästelungen auf, die durch die Herzmuskelwand hindurchführen. Durch die mikroskopisch dünne Wand dieser Äderchen wird der Sauerstoff an das Herzmuskelgewebe abgegeben. Das nun sauerstoffarme Blut wird über Venen zum rechten Teil des Herzens geleitet. Von hier aus gelangt es erneut in die Lunge zur Sauerstoffaufnahme.

Kapitel 2
Durchblutungsstörung des Herzens –
Was ist das?

Erkrankung des gesamten Herzens

Die Durchblutungsstörung des Herzens oder auch koronare Herzkrankheit ist eine Erkrankung des gesamten Herzens. Sie geht aus von einer Schädigung des Herzkranzgefäßsystems. Als Folge dessen tritt mit fortschreitender Erkrankung eine Schädigung des Herzmuskels ein.

Wie muss man sich das vorstellen? Um eine ausreichende Versorgung des Herzens mit dem Energielieferanten Sauerstoff zu gewährleisten, ist ein ausreichender Durchmesser der Herzkranzgefäße erforderlich. Nur so kann genügend Blut zum Herzmuskel transportiert werden. Bei der Durchblutungsstörung des Herzens liegt an mindestens einer Stelle der Herzkranzadern eine Verengung vor, die den Blutfluss behindert. Dies kann man gut mit der Verkalkung einer Wasserleitung vergleichen. Statt eines kräftigen Wasserstrahls rinnt das Wasser nur noch tropfenweise. Am Herzen ist die Folge einer solchen Verengung eine Unterversorgung des hinter der Verengung liegenden Herzmuskelgewebes. Sauerstoff und Nährstoffe, die für eine einwandfreie Funktion notwendig sind, werden nicht mehr in ausreichender Menge zum Herzmuskel befördert (Abb. 3b).

> ♥ Auswirkung der Durchblutungsstörung
> Bei Engstellen an den Herzkranzadern reicht die Durchblutung des Herzmuskels für eine Belastung nicht mehr aus.
>
> Bei Verschlüssen geht meist Herzmuskelgewebe zugrunde.

Je nach dem Ausmaß der Verengungen an den Herzkranzadern unterscheiden sich die Auswirkungen auf den Herzmuskel: Liegen weniger hochgradige Einengungen vor, so kann es durchaus sein, dass in Ruhe gar keine Beeinträchtigung der Herztätigkeit eintritt. Bei körperlicher oder seelischer Belastung schlägt das Herz aber schneller und kräftiger. Es benötigt hierfür auch mehr Sauerstoff. Eine Steigerung der Herzdurchblutung ist wegen der Engstellen nicht möglich. Die Folge ist eine verminderte Leistungsfähigkeit des Herzmuskels unter Belastungsbedingungen.

Verschließt sich eine Herzkranzader vollständig, so reicht die Durchblutung des Herzmuskels auch für die Arbeit in Ruhe nicht mehr aus. In diesem Fall stirbt der betroffene Teil des Herzmuskels ab. Diesen Vorgang bezeichnet man als Herzinfarkt. Das Muskelgewebe wird innerhalb von Tagen durch Narbengewebe ersetzt.

Nach einem Herzinfarkt müssen die restlichen Anteile des Herzmuskels die Arbeit des abgestorbenen Teils mit übernehmen. Diese zusätzliche Belastung kann den bisher gesunden Teil des Herzmuskels ebenfalls schädigen. Es stellt sich eine Schwächung der Pumpkraft des Herzens ein, die sich zunächst nur unter Belastungsbedingungen bemerkbar macht. Später kann die Herzleistung auch in Ruhe eingeschränkt sein.

Entwicklung der Durchblutungsstörung des Herzens

Wie kommt es zur Verengung der Herzkranzgefäße? Diese Frage ist letztlich noch nicht eindeutig geklärt. Untersucht man erkrankte Herzkranzgefäße in feingeweblichen Schnitten unter dem Mikroskop, so findet man eine Verdickung der Innenschicht der Arterien. In der verdickten Wand der Ader befindet sich eine zellarme, fettreiche, manchmal verkalkte Masse. Man spricht von einer Koronararteriosklerose.

Am Anfang der Arteriosklerose steht eine Schädigung der feinen Haut, mit der die Adern von innen ausgekleidet sind. Die Ursachen sind vielfältig: erhöhte Blutfette, Zigarettenrauchen, Überge-

> **Übersicht: Die wichtigsten Risikofaktoren für eine Durchblutungsstörung des Herzens**
> - Hohe Blutfette
> - Hoher Blutzucker (Diabetes mellitus)
> - Hoher Blutdruck
> - Zigarettenrauchen
> - Erbliche Faktoren

wicht, Bluthochdruck, erhöhter Blutzuckerwert. Unabhängig hiervon werden auch erbliche Gründe angenommen.

Durch die unterschiedlichen Einflüsse wird die Aderinnenhaut aufgerauht. Auf den kleinen Verletzungen dieser im Normalfall völlig glatten Haut lagern sich Blutplättchen auf. Diese Blutplättchen und auch die Aderinnenhaut setzen eine Reihe von Hormonen frei, die eine Einwanderung von Zellen in die Schicht unterhalb der Aderinnenhaut bewirken. Es setzt ein Wachstum von Bindegewebe und eine allmähliche Verdickung dieser Schicht ein.

Im weiteren Verlauf werden Fette eingelagert. Hier spielt insbesondere das Cholesterin eine Rolle. Der Fettgehalt in den erkrankten Adern liegt aber selten über 15%. Der größte Teil der Verdickung wird durch bindegewebige Anteile verursacht. Im Spätstadium folgt eine Verkalkung durch Einlagerung von Calciumkristallen.

Zu Beginn der Arteriosklerose findet zwar eine Verdickung der Innenschicht der Ader statt. Der Durchmesser der Ader, durch den das Blut fließt, bleibt aber stabil. Dies wird dadurch erreicht, dass die Ader insgesamt an Größe zunimmt. Erst bei fortschreitender Verdickung der Innenschicht kommt es zu einer Einengung des Innendurchmessers der Ader. Hierdurch wird dann der Blutfluss behindert (Abb. 4).

Folgen der Durchblutungsstörung des Herzens

Typische Folgen einer Durchblutungsstörung des Herzens sind der Herzinfarkt, eine Herzleistungsschwäche und Herzrhythmusstörungen. Eine detaillierte Beschreibung findet sich in Kap. 7.

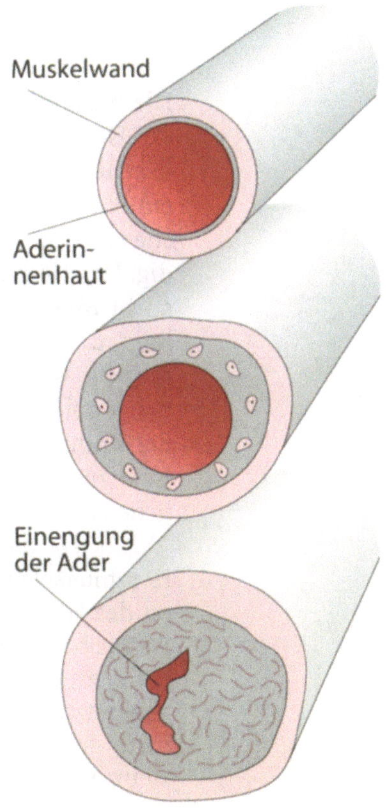

Abb. 4a–c. **Querschnitt durch eine Schlagader (Arterie).** a: Gesunde Ader mit kreisrundem Innenraum, einer zarten Aderinnenhaut und einer kräftigeren Muskelwand. In Abb. b ist die Einlagerung von Fettbestandteilen und Faserstoffen unter die Gefäßinnenhaut dargestellt. Die Ader wird insgesamt größer. Die Durchblutung ist noch normal. c: Starke Einengung der Ader durch eine weitere Verdickung der Innenschicht. Für den Blutfluss verbleibt weniger Platz. Es kommt zur Durchblutungsstörung des Herzens

Herzinfarkt

Die bekannteste Folge einer Verengung der Koronararterien ist der Herzinfarkt. Er tritt ein, wenn die Durchblutung eines Teils des Herzmuskels völlig zum Erliegen kommt. Meist lagert sich ein Blutgerinnsel (Thrombus) auf der unregelmäßigen Oberfläche einer Engstelle auf und verschließt die Kranzarterie vollständig. Das Herzmuskelgebiet, das von dieser Ader versorgt wurde, stirbt innerhalb weniger Stunden ab, wenn es nicht vorher gelingt, die Ader wieder zu öffnen. Der betroffene Teil des Herzmuskels wird dann innerhalb von wenigen Wochen durch Narbengewebe ersetzt. Dieses besitzt dann keinen eigenen Anteil an der Pumpfunktion des Herzens mehr, sondern folgt passiv der Bewegung der restlichen Herzmuskelanteile. Die maximal mögliche Herzleistung ist also vermindert (Abb. 3c).

Da das Narbengewebe, das bei einem Herzinfarkt das Herzmuskelgewebe ersetzt, nicht mehr aktiv an der Pumpfunktion des Herzens teilnimmt, geht ein Teil der Herzkraft verloren. Ist das betroffene Gebiet groß oder haben sich mehrere Infarkte ereignet, so wird die Leistungsfähigkeit des Herzens so stark herabgesetzt, dass die Sauerstoffversorgung des Organismus nicht mehr gewährleistet ist: Man spricht dann von einer Herzinsuffizienz oder Herzschwäche.

Herzleistungsschwäche

Das Herz kann das aus dem Körper zurückströmende Blut nicht mehr schnell genug abtransportieren. Es staut sich vor dem Herzen. Dies macht sich dann durch geschwollene Beine, sog. Ödeme und durch eine stauungsbedingte Magenentzündung (Stauungsgastritis), durch eine Einschränkung der Leberfunktion (Stauungsleber) und durch eine verschlechterte Nierenfunktion bemerkbar. Auch das aus der Lunge zum Herzen strömende Blut staut sich vor dem Herzen. Die Folge ist Luftnot bei Belastungen. In fortgeschrittenen Fällen kann der Patient nicht mehr flach liegend, sondern nur noch aufrecht gut atmen. In sitzender Position sinkt der Blutdruck in der Lunge, und das Herz wird von zurückströmendem Blut durch die Schwerkraft entlastet.

Herzrhythmusstörungen

Normalerweise geht der Impuls für jeden Herzschlag von einem kleinen Zellhaufen im rechten Vorhof aus, dem Sinusknoten. 60- bis 80-mal in der Minute führt eine geringe elektrische Erregung, die von hier aus das gesamte Herz erfasst, zur Pumpaktion des Herzmuskels. Bei der Durchblutungsstörung des Herzens kommt es durch den Sauerstoffmangel häufig zu einer abnorm gesteigerten elektrischen Erregbarkeit des Herzens. Vorzeitige Extraschläge (Extrasystolen) treten auf, die ihren Ursprung häufig in den Herzkammern haben. Seltene, einzeln auftretende Extraschläge sind ungefährlich; bei jedem Gesunden kommen sie vor. Erst wenn gehäuft Extraschläge in schneller Reihenfolge entstehen, besteht die Gefahr, dass dem Patienten schwindlig wird oder dass Bewusstlosigkeit eintritt. Dann muss versucht werden, die Extraschläge des Herzens zu unterdrücken, um eine Gefährdung des Patienten zu vermeiden (Abb 5).

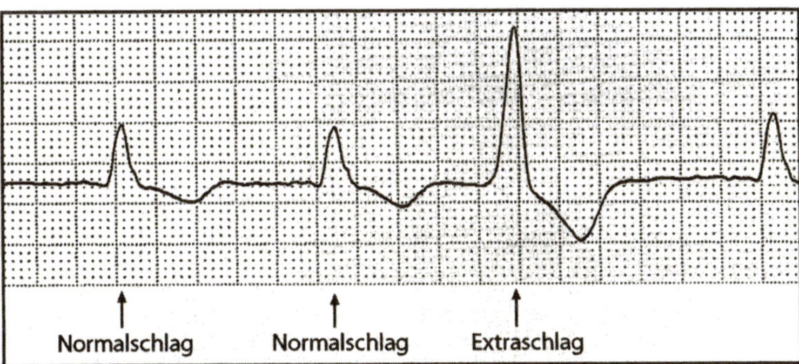

Abb. 5. **Einzelne Extraschläge des Herzens.** Im EKG sind 4 Herzaktionen aufgezeichnet. Die dritte Aktion ist ein Extraschlag aus der Herzkammer. Vor dem Extraschlag ist der Abstand kürzer, danach ist er länger als normal

Kapitel 3
Ursachen der Durchblutungsstörung des Herzens

Eine einzelne, abgrenzbare Ursache für diese Veränderungen hat sich bisher nicht nachweisen lassen. Vielmehr sind eine Reihe von Umständen bekannt, bei denen eine Durchblutungsstörung des Herzens gehäuft zu finden ist. Sie werden als Risikofaktoren bezeichnet. Die Wissenschaft kennt rund 250 dieser Risikofaktoren. Nur wenige sind beeinflussbar.

Zigarettenrauchen

Bei Rauchern ist die Durchblutungsstörung des Herzens wesentlich häufiger als bei Nichtrauchern. Dieser Effekt ist besonders in jungen Jahren sehr stark ausgeprägt. Der Herzinfarkt tritt vor dem 40. Lebensjahr fast ausschließlich bei Rauchern auf. Auch der Krankheitsverlauf bei schon bekannter Durchblutungsstörung des Herzens wird durch das Zigarettenrauchen stark beschleunigt im Vergleich zu Nichtrauchern. Mit zunehmendem Alter wird der Unterschied zwischen Rauchern und Nichtrauchern zwar geringer. Es erkranken aber auch bei den über 60-jährigen Menschen 50% mehr Raucher als Nichtraucher an einer Durchblutungsstörung des Herzens (Abb. 6).

Der genaue Mechanismus, durch den das Zigarettenrauchen die Adern schädigt, ist noch nicht endgültig geklärt. Es wurden über 3000 Inhaltsstoffe des Zigarettenrauchs identifiziert. Von diesen wird insbesondere den Teerstoffen eine nachteilige Wirkung auf die Arterienwand zugeschrieben. Kohlenwasserstoffe, an die mehrere Atome des Elements Chlor gebunden sind, spielen ebenfalls eine besondere Rolle bei der Entstehung der Arteriosklerose.

Abb. 6. **Herzinfarktrisiko bei Rauchern.** Raucher haben in allen Altersgruppen ein nahezu doppelt so großes Risiko, an einem Herzinfarkt zu erkranken, wie Nichtraucher

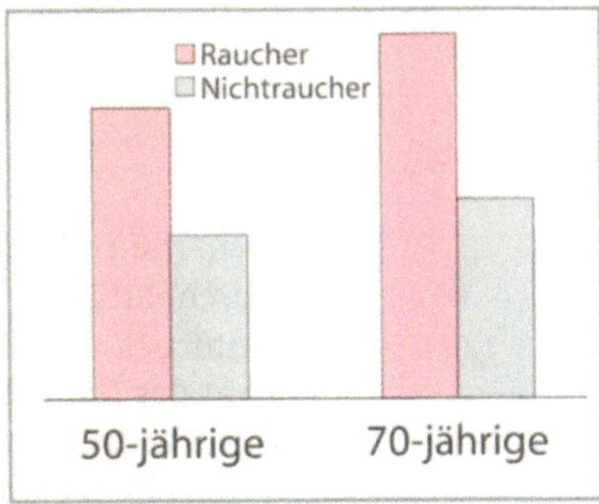

Das Nikotin, das mit dem Zigarettenrauch eingeatmet wird, scheint dagegen keine Auswirkungen auf die Wandstruktur der Adern zu haben. Es ist jedoch derjenige Bestandteil im Zigarettenrauch, der süchtig macht. Schon wenige Sekunden nach der Inhalation tritt beim ungeübten Raucher eine leichte Benommenheit auf. Der Puls wird um bis zu 20 Schläge pro Minute beschleunigt. Der Appetit wird gehemmt. Die Verdauung beschleunigt. Die beschriebenen Effekte führen rasch zu einer körperlichen Abhängigkeit. Die eigentliche Gefährlichkeit des Nikotins liegt also darin, dass wegen der Sucht die krankmachenden Bestandteile des Zigarettenrauchs eingeatmet werden.

Rauchen führt zu einer vorzeitigen Alterung der Adern.

Der dritte bekannte Bestandteil im Zigarettenrauch ist das Kohlenmonoxid. Es entsteht bei der unvollständigen Verbrennung von organischem Material und so auch bei der Verbrennung von Tabak. Kohlenmonoxid steht in direktem Wettbewerb zum Sauerstoff, der mit der Atmung aufgenommen wird. Beide binden sich an den roten Blutfarbstoff, das Hämoglobin. Kohlenmonoxid bindet sich aber 200-mal schneller an den Blutfarbstoff als Sauerstoff. Diese Bindung bleibt über Stunden stabil. Dies führt dazu, dass weniger Blutfarbstoff für den Sauerstofftransport in die Gewebe zur Verfügung steht. Beim Raucher ist ungefähr 1/10 des Blutfarbstoffs von Kohlenmonoxid besetzt. Dieser Teil des Bluts kann daher nicht für den Sauerstofftransport genutzt werden.

Bluthochdruck – (arterielle) Hypertonie

Menschen mit Bluthochdruck erkranken häufiger an einer Durchblutungsstörung des Herzens als Menschen mit normalem Blutdruck. Für die Herzkranzgefäße ist insbesondere der untere Wert des Blutdrucks entscheidend.
Der Blutdruck wird immer durch zwei Werte charakterisiert, die durch einen Schrägstrich getrennt sind, z. B. 140/90. Die Maßein-

heit ist Millimeter Quecksilbersäule, abgekürzt: mmHg. Der Druck, der erforderlich ist, um Wasser in 10 m Höhe zu drücken entspricht 760 mmHg.

Der höhere Wert gibt den Druck zum Zeitpunkt der Anspannung des Herzens an. In diesem Moment wird das Blut aus dem Herz in den Kreislauf gepumpt. Er wird systolischer Wert (Systole) genannt. Der untere Wert nennt den Druck zum Zeitpunkt der Füllung der Herzkammern (diese Phase heißt Diastole). Das Blut, das in den Kreislauf gepumpt wurde, verteilt sich in den Aufzweigungen zu den Organen. Dabei fällt der Blutdruck bis zur nächsten Pumpaktion des Herzens langsam auf den unteren Wert ab.

Der Blutfluss von der Hauptschlagader in die Herzkranzarterien ist nur in der Entspannungsphase des Herzens möglich. Während der Anspannungsphase ist der Druck im Herzmuskel so hoch, dass der Blutdruck nicht ausreicht, um gegen den Anspannungsdruck im Herzmuskel einen Blutfluss in die Herzkranzgefäße zu bewirken. Ein dauernd erhöhter Blutdruck führt an den Herzkranzgefäßen zu einer verminderten Dehnbarkeit der Arterienwand und zu einer allmählichen Verengung und Verkalkung. Allerdings führt ein erhöhter Blutdruck allein meist nicht zu einer koronaren Herzkrankheit. Es müssen noch andere Risikofaktoren anwesend sein.

Übergewicht – Adipositas

Übergewichtige sind häufiger von einer Durchblutungsstörung des Herzens betroffen als Normalgewichtige. Die Bedeutung des Übergewichts liegt darin, dass weitere Risikofaktoren ebenfalls gehäuft auftreten. Übergewichtige Menschen bewegen sich weniger und leiden häufiger an Bluthochdruck sowie an erhöhtem Blutzucker (Diabetes mellitus) und an einer Erhöhung der Blutfette.

Cholesterin

Cholesterin ist ein Fettbestandteil, der vom Körper selbst gebildet wird und der über bestimmte Nahrungsmittel zusätzlich in den Körper aufgenommen wird. Ein stark erhöhtes Cholesterin im Blut (Hypercholesterinämie) geht ebenfalls mit einem erhöhten Risiko für eine Durchblutungsstörung des Herzens einher. Der Mechanismus für die schädigende Wirkung des Cholesterins ist noch nicht vollständig geklärt. Es kommt jedoch zur vermehrten Einlagerung von Fett- und Faserbestandteilen in die Wand der Adern. Dies führt zu einer Verdickung der Innenschicht (Intima) der Arterie. Die Ader wird hierdurch zunehmend eingeengt.

Beim Cholesterin lassen sich zwei Bestandteile unterscheiden: zum einen das "gute" HDL-Cholesterin, zum anderen das "böse" LDL-Cholesterin. Bei Menschen mit kranken Herzkranzadern sollte vom LDL-Cholesterin 100 mg/dl oder weniger im Blut enthalten sein. Werden höhere Werte gemessen, so sollte eine Diät eingehalten werden. Oft wird es erforderlich sein, Medikamente zur Senkung des Cholesterins im Blut einzunehmen. Damit wird das Risiko verringert, einen Herzinfarkt zu erleiden.

Hoher Blutzucker

Diabetiker, d. h. Patienten mit erhöhtem Blutzucker, haben häufiger eine Durchblutungsstörung des Herzens als Patienten mit normalem Blutzucker. Auch beim Diabetes ist der Schädigungsmechanismus noch unklar. Ob der Zucker, der in höherer Konzentration mit den Arterien Kontakt hat, allein für das Geschehen verantwortlich ist, muss jedoch bezweifelt werden. Diabetiker weisen meist noch weitere Risikofaktoren wie Übergewicht, Bluthochdruck und erhöhte Blutfette auf, die ihrerseits die Entstehung einer Durchblutungsstörung des Herzens begünstigen.

Familiäre Belastung

Sind bereits in der Verwandtschaft Fälle einer Durchblutungsstörung des Herzens aufgetreten, so besteht ein erhöhtes Risiko für eine Durchblutungsstörung des Herzens. Ein einzelnes Gen, das allein die Entstehung einer Durchblutungsstörung des Herzens bedingt, wurde bislang nicht gefunden. Es wurden aber viele Gene identifiziert, die die Ausprägung der einzelnen Risikofaktoren bestimmen. Insbesondere die Fettstoffwechselstörungen werden vererbt. Aus dem Zusammenspiel aller erblichen Faktoren ergibt sich das Risikoprofil beim einzelnen Menschen.

Wer kann von einer Durchblutungsstörung des Herzens betroffen sein?

Die koronare Herzerkrankung tritt selten vor dem 40. Lebensjahr auf. Patienten, die vor dem 40. Lebensjahr einen Herzinfarkt erleiden, haben meist stark geraucht oder leiden an einer erheblichen, angeborenen Störung des Fettstoffwechsels.

Eine Häufung von Durchblutungsstörungen des Herzens findet sich zwischen dem 50. und 70. Lebensjahr. Aber auch ältere Menschen erkranken noch an einer Verengung der Herzkranzgefäße. Männer sind häufiger betroffen als Frauen. Mit den veränderten Lebensgewohnheiten in den industriellen Ländern verschiebt sich jedoch dieses für die Frauen günstige Verhältnis zu ihren Ungunsten. Besonders der steigende Zigarettenkonsum bei Frauen ist hierfür verantwortlich zu machen.

Kapitel 4
Krankheitszeichen

Die Durchblutungsstörung des Herzens äußert sich durch wenige, aber typische Krankheitszeichen (Symptome). Schon aus der Schilderung des Beschwerdebildes durch den Patienten kann der Arzt mit hoher Wahrscheinlichkeit den Verdacht auf eine Durchblutungsstörung des Herzens erheben bzw. diese Erkrankung aus der Reihe der in Frage kommenden Krankheiten streichen. Aus diesem Grund wird er sich zu Beginn der Untersuchung genau über die aufgetretenen Beschwerden und ihren Zusammenhang mit bestimmten Tätigkeiten informieren.

Es gibt jedoch eine nicht geringe Zahl von Patienten, die zwar "untypische" Beschwerden schildern, bei denen aber trotzdem schon Verengungen an den Herzkranzadern bestehen, die die Versorgung des Herzens mit Sauerstoff einschränken. Manche Patienten haben gar keine oder nur sehr geringe Beschwerden. Dieser Umstand verdeutlicht die Wichtigkeit der in Kap. 5. dargestellten technischen Untersuchungsmethoden. Im Folgenden soll die bei der Mehrzahl der Patienten anzutreffende, typische Symptomatik dargestellt werden.

Brustenge – Angina pectoris

Angina pectoris heißt Brustenge. Es ist das klassische Symptom der koronaren Herzkrankheit. Typischerweise wird ein Engegefühl im Brustkorb beschrieben, das auch die Atmung einschränkt. Die Patienten verspüren einen Lufthunger, der sich durch Aufsetzen, Frischluftzufuhr und körperliche Ruhe beseitigen lässt.

Mit Angina pectoris ist jedoch auch ein Schmerz gemeint, der hinter dem Brustbein oder in der linken, seltener auch der rechten Brustseite lokalisiert ist. Der Schmerzcharakter kann dumpf, brennend oder drückend sein. Stechende Schmerzen sind dagegen untypisch für die Durchblutungsstörung des Her-

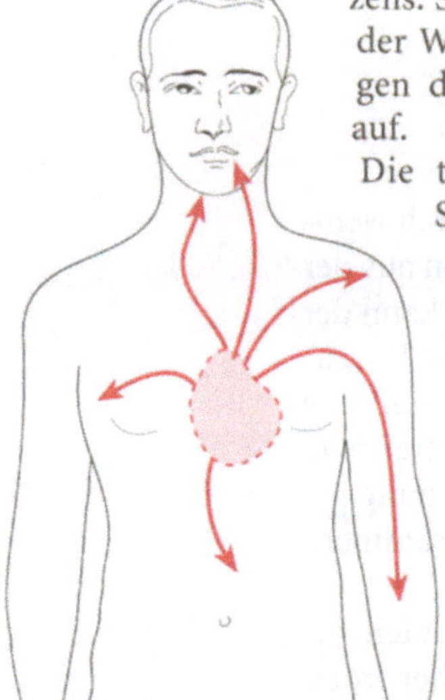

Abb. 7.
Regionen, in denen Herzschmerzen auftreten können.
Der Brustschmerz bei Durchblutungsstörung des Herzens kann von der Brustmitte in alle benachbarten Regionen ausstrahlen

zens. Sie treten eher im Zusammenhang mit Veränderungen der Wirbelsäule (als ausstrahlender Schmerz) oder Reizungen des Rippenfells sowie der Zwischenrippenmuskulatur auf.

Die typischen, brennenden, dumpfen oder drückenden Schmerzen können in alle benachbarten Körperregionen ausstrahlen. Nach oben in den Hals, zur Seite in einen oder beide Arme, nach unten in den Bauchraum. Nicht selten wird auch ein Taubheitsgefühl der Arme oder des Halses oder des Unterkiefers beschrieben (Abb. 7).

Alle genannten Symptome können hervorgerufen werden durch körperliche Belastung. Man spricht dann von Belastungs-Angina pectoris. Die Schwelle, ab der die Angina pectoris auftritt, kann von Patient zu Patient sehr verschieden sein. Während bei dem einen Patienten wenige Stufen Treppensteigen zur Auslösung eines heftigen Angina-pectoris-Anfalls ausreichen, kann ein anderer über 5 Etagen Treppen steigen, bevor Beschwerden auftreten. Üblicherweise lässt der Schmerz rasch nach, wenn die Belastung abgebrochen wird.

Auch seelische Belastungssituationen, Aufregung und Stress können Angina-pectoris-Anfälle provozieren. Obwohl der Patient sich in körperlicher Ruhe befindet, wird das Herz zu einer Mehrarbeit angeregt. Der Puls wird beschleunigt, der Blutdruck steigt.

Zur Unterscheidung, ob "typische" oder "untypische" Brustschmerzen vorliegen, kann die Reaktion auf Nitro herangezogen werden. Nitroglycerin ist ein schnell wirksames Medikament, welches zu einer raschen Entlastung des Herzens durch eine Erweiterung der Venen und Arterien führt. Dies resultiert in einer verbesserten Herzdurchblutung. Das Medikament gibt es als Spray oder als Kapsel. Liegen nun typische Beschwerden vor, so erwartet man einen raschen Rückgang der Beschwerden nach Nitroeinnahme. Werden die Beschwerden z. B. durch eine Erhöhung des Blutdrucks verursacht, so setzt die Wirkung mit etwas Verspätung ein. Liegt die Ursache überhaupt nicht im Herz-Kreislauf-System, so ist mit sehr zögerlichem oder gar keinem

Ansprechen auf die Nitroeinnahme zu rechnen.

Treten Schmerzen auch in Ruhe auf, so spricht man von Ruhe-Angina (pectoris). Dies ist ein besonders schwerwiegendes Symptom, da es auf einen Sauerstoffmangel des Herzens schon in Ruhe hinweist. Es besteht die Gefahr eines Herzinfarktes, d.h. eines Absterbens von Herzmuskelgewebe. Halten solche Brustschmerzen länger als 30 min an, ggf. auch nach Nitroeinnahme, so ist unverzüglich der Notarzt zu rufen (über die bundeseinheitliche Telefon-Nr. 112).

> **Angina pectoris = Brustschmerzen bei Herzdurchblutungsstörung.**
> - **Typisch sind: Drücken, Brennen, Engegefühl bei Belastung.**
> - **Untypisch ist: Stechen unabhängig von Belastung.**

Luftnot – Dyspnoe

Ein Herz, das selbst nur ungenügend mit Sauerstoff versorgt wird, kann nicht die volle Leistung bringen. Da aber das Herz für die Versorgung der restlichen Organe mit sauerstoffreichem Blut verantwortlich ist, wird eine geringere Pumpleistung des Herzens zu einem Sauerstoffmangel im Organismus führen. Subjektiv wird dies als Luftnot oder Kurzatmigkeit empfunden. Man atmet stärker, als es der jeweiligen Belastung angemessen wäre. Wichtig ist es, eine Änderung der Schwere der Luftnot zu erfassen. Konnte man früher 5 Etagen Treppensteigen, so ist eine neu aufgetretene Luftnot ab der 3. Etage als deutliche Einschränkung zu werten, obwohl die absolute Belastbarkeit abhängig vom Alter damit noch gut sein kann.

Kurzatmigkeit tritt nicht nur am Tage, sondern auch während der Nachtstunden auf. Meist wird man in der zweiten Nachthälfte wach, muss sich aufsetzen und evtl. das Fenster öffnen. Zu diesem Zeitpunkt sind die Herzkranzgefäße im Tagesverlauf besonders eng gestellt, sodass sich zusätzlich vorhandene Herzkranzgefäßverengungen stärker auswirken. Durch die liegende Position kommt es außerdem zu einem vermehrten Rückstrom von Blut aus dem Körperkreislauf zum Herzen. Diese Mehrarbeit für das Herz wird durch das Aufstehen beseitigt.

Schwindel

Ein weiteres Symptom, das auf eine Durchblutungsstörung des Herzens hinweisen kann, ist Schwindel, der vornehmlich während Belastung auftritt. Die Ursache liegt in einem verminderten Sauerstofftransport zum Gehirn, da die Pumpleistung des Herzens unter Belastung eingeschränkt sein kann. Für sich allein genommen ist Schwindel kein typisches Zeichen der Durchblutungsstörung des Herzens. Zu vielfältig sind die Ursachen, die Schwindel bedingen können: Fehlfunktion innerer Drüsen, Erkrankungen des Auges, des Innenohrs und des Gehirns, Infektionskrankheiten, Blutarmut und vieles mehr. Grundsätzlich kann es sich auch um eine harmlose Form des Schwindels handeln, der beim raschen Aufstehen oder Aufrichten durch Blutdruckabfall im Kopf eintritt. Um die dem Schwindel zugrunde liegende Störung zu erfassen, ist aber in jedem Fall ein Arztbesuch anzuraten.

Kapitel 5
Untersuchungsmethoden

Treten eines oder mehrere der beschriebenen Krankheitszeichen auf, so ist eine weitere Abklärung erforderlich. Es steht eine Reihe von Untersuchungsverfahren zur Verfügung, mit denen Zeichen für eine Durchblutungsstörung des Herzens erfasst werden können. Welche dieser Verfahren im Einzelnen zur Anwendung kommen, hängt im Wesentlichen vom Ergebnis der Standarduntersuchungen EKG, Belastungs-EKG und Herzultraschall ab.

Ruhe-EKG

Das Ruhe-EKG (Elektrokardiogramm) ist diejenige Methode, die bei jedem Patienten mit einer Herzerkrankung oder dem Verdacht darauf durchgeführt wird. Der routinemäßige Einsatz beruht auf der einfachen Durchführbarkeit, der geringen Belastung des Patienten und der schnellen Auswertbarkeit. Für den Patienten ist die Untersuchung ohne Risiko.

Was kann der Arzt mit dem EKG nachweisen? Bei jedem Herzschlag entsteht im Herzmuskel eine winzige elektrische Spannung, die durch die Brustwand bis zur Haut gelangt. Dort kann sie mit den Elektroden abgeleitet werden. Üblich ist die Darstellung von 12 verschiedenen Ableitungen an Händen und Füßen und auf der Brust. Hierdurch können die elektrischen Spannungen aus verschiedenen Regionen des Herzmuskels getrennt beurteilt werden (Abb. 8). Insbesondere kann im Ruhe-EKG nachgewiesen werden:

- Ein Herzinfarkt, wobei zwischen einem frischen und einem länger zurückliegenden Infarkt unterschieden werden kann.
- Eine Schädigung des Herzens z. B. bei Bluthochdruck. Das Herz verdickt sich beim Bluthochdruck durch die Mehrarbeit. Der verdickte Herzmuskel produziert andere elektrische Spannungen als ein gesunder Herzmuskel.

Abb. 8.
Schreiben eines EKG. Bei der Arbeit des Herzens entstehen elektrische Spannungen. Sie können mit Elektroden von der Haut abgeleitet werden. Im EKG-Gerät werden die Spannungen gesammelt und auf Papier aufgetragen

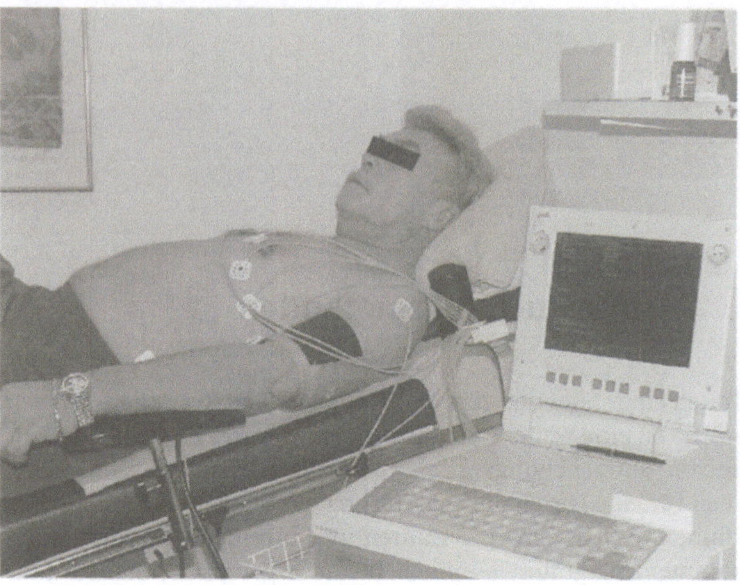

Abb. 9.
Normales EKG. Die vom Herzen ausgehenden elektrischen Spannungen können durch Elektroden, die auf die Haut geklebt werden, abgeleitet werden. Sie werden dann auf Millimeterpapier aufgezeichnet. Die Aktionen der Herzvorhöfe und Herzkammern folgen in regelmäßigen Abständen

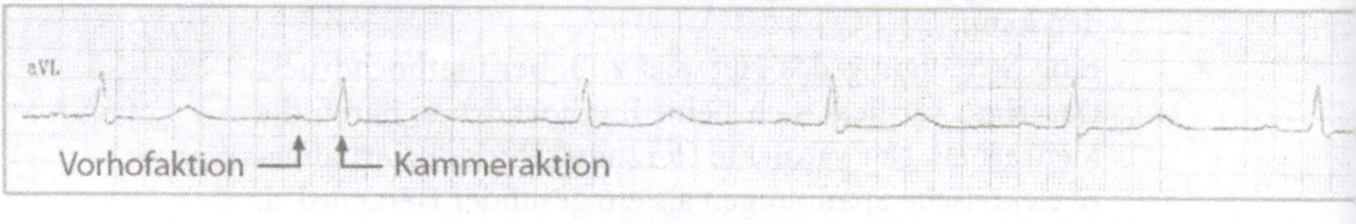

◆ Eine schon in Ruhe bestehende Minderversorgung des Herzens mit Sauerstoff, ohne dass bereits ein Herzinfarkt eingetreten ist.

◆ Herzrhythmusstörungen und ihre Herkunft.

◆ Eine Herzmuskelentzündung.

◆ Eine Entzündung des den Herzmuskel einhüllenden Herzbeutels.

◆ Veränderungen durch Medikamente.

Was kann im Ruhe-EKG nicht nachgewiesen werden? Eine Durchblutungsstörung des Herzens, die sich nur unter Belastungsbedingungen bemerkbar macht, kann im Ruhe-EKG nicht nachgewiesen werden. Die Durchblutungsstörung des Herzens in Ruhe, bei der noch gerade soviel Sauerstoff zum Herzmuskel transportiert werden kann, dass kein Herzinfarkt entsteht, kann ebenfalls gänzlich ohne Veränderungen im EKG ablaufen. Bei der Durchblutungsstörung in Ruhe wird häufig ein An- und Abschwellen der Beschwerden beobachtet. Zwischen zwei Schmerzattacken kann das EKG völlig normal aussehen.

Liegt eine Ruhedurchblutungsstörung ein oder zwei Tage zurück, so kann aus dem später abgeleiteten Ruhe-EKG nicht bestimmt werden, ob zuvor eine Durchblutungsstörung vorgelegen hat. Sie kann aber auch nicht mit Sicherheit ausgeschlossen werden. Selbst ein Herzinfarkt kann ohne EKG-Zeichen ablaufen (Abb. 9).

♥ Ruhe-EKG
Vorteil: Schnell durchführbar und wenig belastend.
Nachteil: Es kann auch bei Durchblutungsstörung des Herzens völlig normal sein.

Besteht ein Schmerzereignis in der Vorgeschichte und zeigen sich im Ruhe-EKG keine wegweisenden Veränderungen, so ist die Durchführung eines EKG unter Belastung erforderlich.

Belastungs-EKG

Das Belastungs-EKG (häufig auch Ergometrie genannt) dient zum Nachweis von Herzkranzgefäßverengungen, die in Ruhe noch keine Minderversorgung des Herzmuskels mit Sauerstoff zur Folge haben. Das Ruhe-EKG ist in diesem Fall noch normal. Belastet man sich – z. B. durch Treppensteigen – so muss das Herz eine größere Arbeit leisten, um eine genügend große Menge Blut zu den Beinmuskeln zu pumpen. Das Herz benötigt für diese Arbeit mehr Sauerstoff.

Bedingt durch die Verengung des Herzkranzgefäßes kann aber der Blutfluss durch die Herzkranzarterien zur Versorgung des Herzens nicht mehr gesteigert werden. Der entstehende Sauerstoffmangel bewirkt eine Änderung der Herzspannungen und damit eine Änderung des EKG. Man spricht dann von einer ST-Senkung oder einer Ischämiereaktion. Manchmal können auch Unregelmäßigkeiten des Herzschlags auf eine Minderdurchblutung des Herzmuskels hinweisen. Diese sind jedoch nicht beweisend für das Vorliegen von Herzkranzgefäßverengungen.

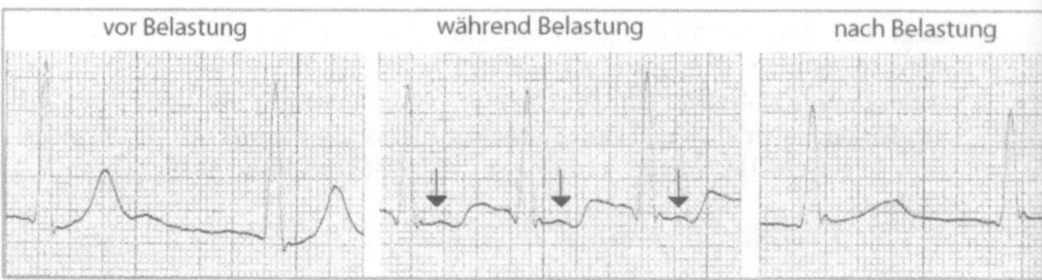

**Abb. 10.
EKG-Veränderung
bei Durchblu-
tungsstörung des
Herzens.** Das EKG
ist in Ruhe normal
(links). Während
der körperlichen
Belastung kommt
es zur Absenkung
der ST-Strecke
(Pfeil). Nach der
Belastung ist das
EKG wieder nor-
mal. Dies deutet
auf eine Veren-
gung von Herz-
kranzadern hin

Für die Beurteilung des Belastungs-EKG ist es wichtig zu dokumentieren, ob Beschwerden hervorgerufen werden, die den im Alltag empfundenen Beschwerden entsprechen. Sind die Beschwerden durch eine Durchblutungsstörung des Herzens bedingt, so lassen sie typischerweise nach der Belastung rasch nach. Die Beurteilung des Belastungs-EKG im Hinblick auf eine Minderdurchblutung ist in wenigen Minuten und mit hoher Sicherheit möglich (Abb. 10).

Praktisch geht man so vor: Nach dem Ruhe-EKG wird die Belastung mit einer festgelegten Leistung durchgeführt. Gesunde, junge Menschen bis 30 Jahre sollten mindestens 200 W (Watt), ältere Menschen um 70 Jahre noch 75 W leisten können. Die Belastung kann am Laufband, auf einem Fahrrad oder an einer Kletterstufe durchgeführt werden. Bei der Belastung am Laufband und auf dem Fahrrad kann während der Untersuchung die Leistung gesteigert werden. Es kann auch unter Belastungsbedingungen der Blutdruck gemessen werden. An der Kletterstufe muss der Patient 6 min lang mit einer vorgegebenen Geschwindigkeit eine Stufe mit vorher eingestellter Stufenhöhe hinauf und hinunter steigen. Eine Blutdruckmessung ist hier während der Belastung nicht möglich.

Die Ausbelastung ist an der Kletterstufe besser zu erreichen, da die Arme zum Hinaufziehen auf die Stufe zur Hilfe genommen werden können. Es werden dadurch mehr Muskelgruppen beansprucht. Das Verfahren hat sich aber nicht durchgesetzt. In Deutschland ist die Belastung am Fahrrad gebräuchlich. In den USA und Großbritannien wird die Belastung vorwiegend auf dem Laufband durchgeführt. Durch die Laufbewegung stellt dies eine "alltägliche" Belastung dar. Viele v. a. ältere Patienten können aber wegen Unsicherheiten auf dem unter den Füßen rollenden Laufband nicht soweit belastet werden, dass eine Durchblutungsstörung im EKG nachweisbar wäre.

Während der gesamten Belastung wird das EKG auf einem kleinen Bildschirm angezeigt. Dies gewährleistet, dass Rhythmusstörungen sofort erkannt werden und ggf. die Untersuchung abgebrochen werden kann. Nach jeder Belastungsminute wird ein Ausschrieb der EKG-Kurven auf Papier angefertigt, der später ausgewertet wird (Abb. 11).

Insgesamt ist die Untersuchung nicht sehr gefährlich. Es können Herzrhythmusstörungen auftreten, die u. U. mit Medikamenten behandelt werden müssen. Meistens verschwinden die Rhythmusstörungen jedoch von allein, nachdem die Belastung abgebrochen wurde. Ein Flimmern der Herzkammern mit völlig ungeregelter Erregung des Herzens kommt nur einmal pro

Abb. 11.
Belastungs-EKG.
Das Belastungs-EKG kann am Fahrrad (hier im Bild), am Laufband oder an der Kletterstufe durchgeführt werden. Das EKG wird während der Belastung aufgezeichnet. Zur Kontrolle des Herzrhythmus dient ein Monitor, auf dem das EKG fortwährend angezeigt wird

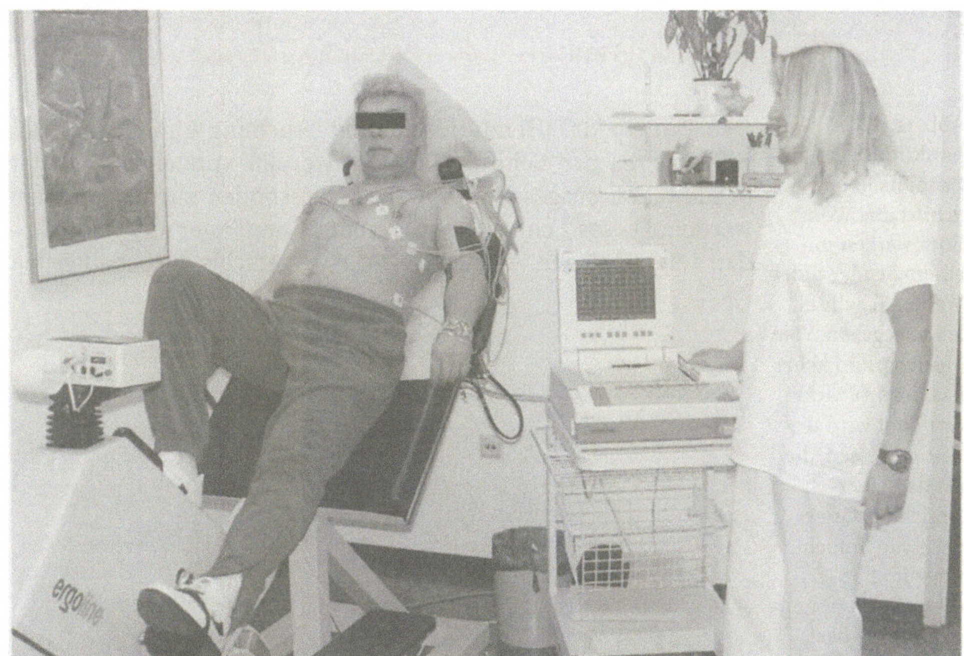

40.000 Belastungs-EKG an der Kletterstufe vor. Bei der Belastung am Fahrrad wird dies etwas häufiger mit einmal pro 10.000 Belastungen beobachtet. In diesem Fall ist die Beseitigung der Rhythmusstörungen durch elektrische Energie notwendig.

> ♥ Belastungs-EKG
> **Vorteil:** Einfach durchführbar und wenig eingreifend.
> **Nachteil:** Trotz normalem EKG kann bei 1/3 der Patienten eine Durchblutungsstörung vorliegen.

Außerdem kann durch die Belastung ein Herzinfarkt provoziert werden. Ein solches Ereignis ist extrem selten (einmal pro 1 Mio. Belastungen bei Gesunden). Man muss sich aber vor Augen führen, dass diese Komplikationen bei Alltagsbelastungen auch auftreten. Mit dem Unterschied, dass dann nicht sofort ärztliche Hilfe geleistet werden kann.

Herzultraschall – Echokardiographie

Das Prinzip der Herzultraschalluntersuchung ähnelt dem des Echolots in der Schifffahrt. Dort werden von einem Sender Schallwellen ausgesandt, die am Meeresboden zurückgeworfen werden. Dieses Echo wird von einem Empfänger am Schiffsboden aufgenommen. Aus der Zeit, die vergeht, bis die Schallwellen

Abb. 12. Funktionsweise des Echolots in der Schifffahrt. Vom Boot werden mit einem Sender unter Wasser Schallwellen abgegeben. Vom Meeresgrund kehrt das Echo zurück. Am Boot wird die Zeit gemessen, die bis dahin verstreicht. Je länger das Echo braucht, um zum Boot zurückzukehren, umso tiefer ist das Wasser

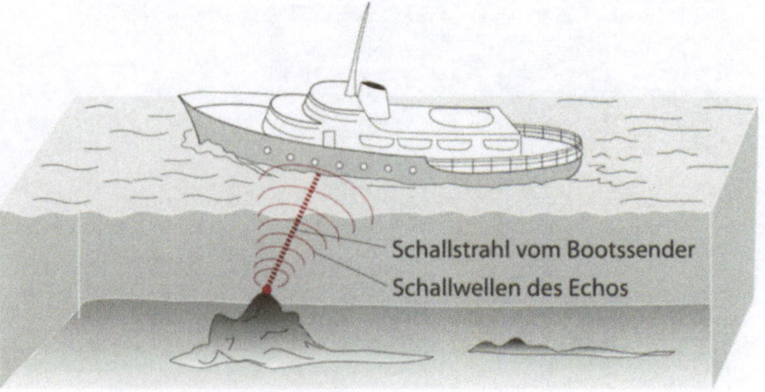

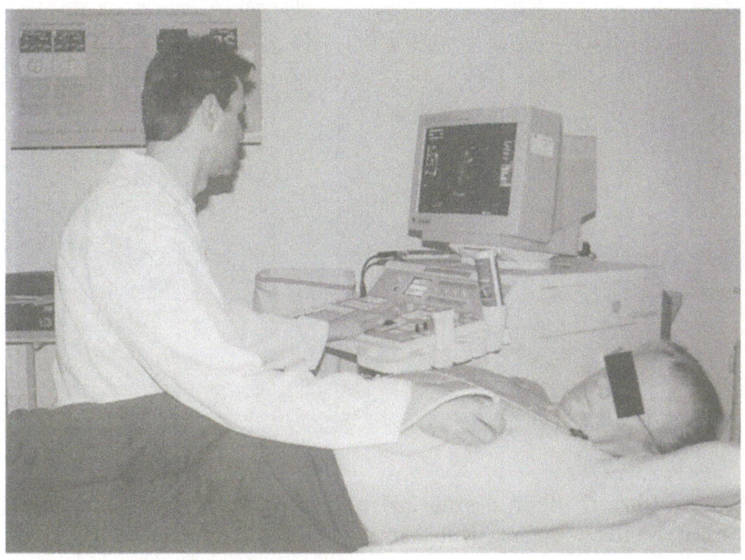

Abb. 13. **Ultraschalluntersuchung des Herzens.** Die Untersuchung ist schmerzfrei. Die Ultraschallsonde wird auf den Brustkorb aufgesetzt. Sie sendet einen hohen Ton aus, der mit dem Ohr nicht wahrgenommen werden kann. Das Echo wird über die gleiche Sonde empfangen und zum Ultraschallgerät weitergeleitet. Am Bildschirm wird das Herz sichtbar

zurückkehren, lässt sich die Tiefe des Wassers unter dem Schiff bestimmen (Abb. 12).

Bei der Echokardiographie, der Darstellung des Herzens mittels Ultraschall, wird von einer Sonde, die außen auf den Brustkorb aufgesetzt wird, ein Schall mit einer Frequenz von 2–3,5 Mio. Hz (Hertz) ausgesandt (zum Vergleich: Der hörbare Bereich der Schallwellen liegt bei 100–20.000 Hz). Die Tonhöhe ist so hoch, dass er mit dem menschlichen Ohr nicht wahrgenommen werden kann. Der Schall ist für den Menschen ungefährlich. Er durchdringt die Gewebe unterschiedlich gut. Flüssigkeit stellt nahezu kein Hindernis für den Schall dar. Muskel- und Fettgewebe werfen einen Teil des Schalls zurück. Kalkhaltige Strukturen wie Knochen sind für diesen Hochfrequenzschall nahezu undurchlässig (Abb. 13).

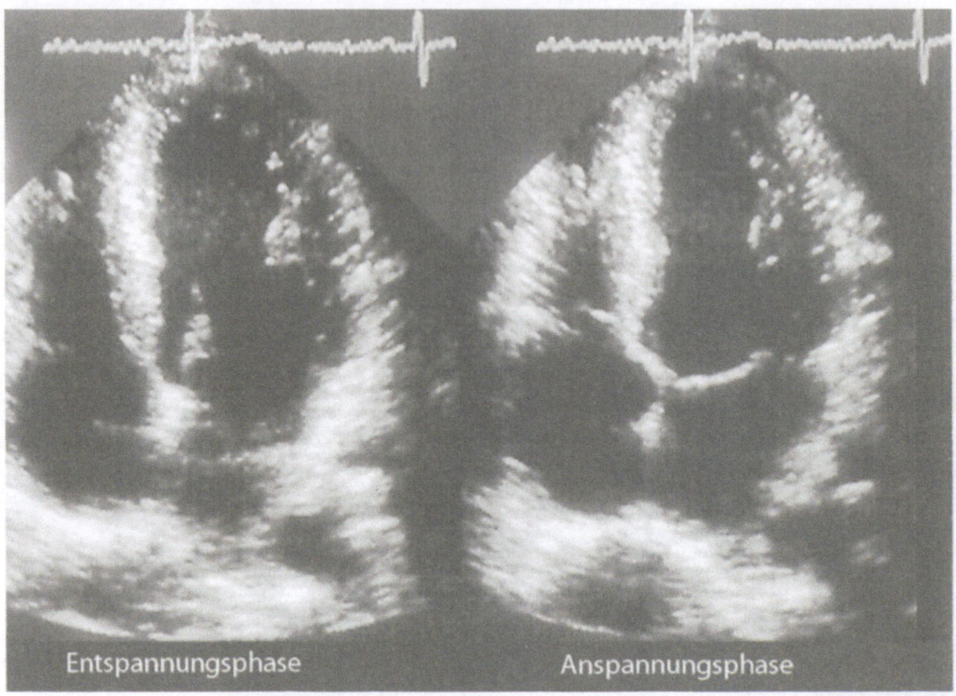

Abb. 14. **Ultraschallbild des normalen Herzens.** Die beiden Aufnahmen wurden während unterschiedlicher Phasen der Herzaktion angefertigt. *Links* befindet sich das Herz im entspannten Zustand. *Rechts* verkleinern sich die Herzkammern. Dadurch wird das Blut aus dem Herzen gepumpt

In der Ultraschallsonde ist zusätzlich ein Empfänger eingebaut, der die in den Geweben zurückgeworfenen Schallanteile aufnimmt. Schallsignale, die lange Zeit nach dem Aussenden den Empfänger erreichen, kommen aus tieferen Körperregionen. Schallsignale, die nur kurze Zeit nach dem Aussenden den Empfänger erreichen, kommen aus oberflächlicheren Körperregionen. Im Computer werden die zu unterschiedlichen Zeitpunkten einlaufenden Schallsignale zu einem Bild verarbeitet, das auf dem Monitor angezeigt wird. Bei den heutigen Geräten werden ca. 10–25 Bilder pro Sekunde auf dem Bildschirm angezeigt. Dies ermöglicht eine kontinuierliche Beobachtung der Herzaktion. Für eine noch bessere Beurteilung der Herzaktion sind schon Geräte im Einsatz, die bis zu 200 Bilder pro Sekunde aufbauen können (Abb. 14).

Die einzelnen Abschnitte des Herzmuskels können nun eingehend bezüglich ihrer Beweglichkeit beurteilt werden. Bewegen sich bereits in Ruhe Teile des Herzmuskels weniger oder gar nicht, so liegt ein alter Herzinfarkt vor. Die Herzmuskelzellen

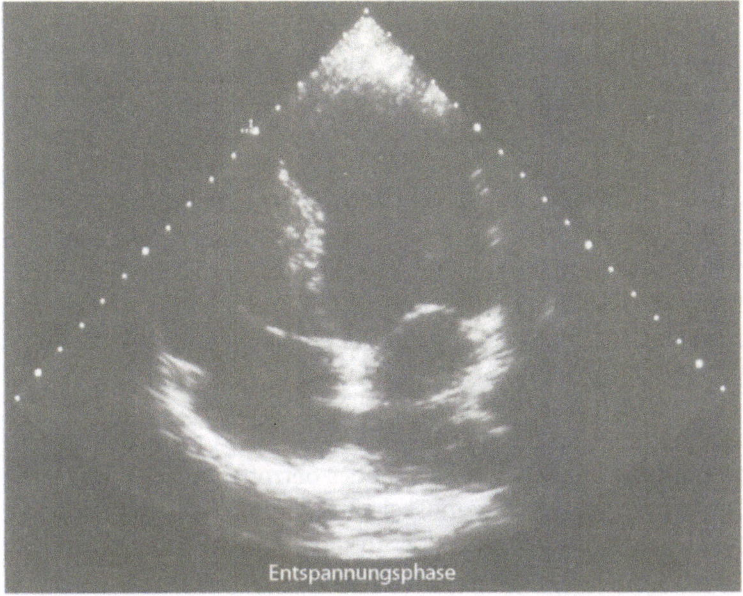

a

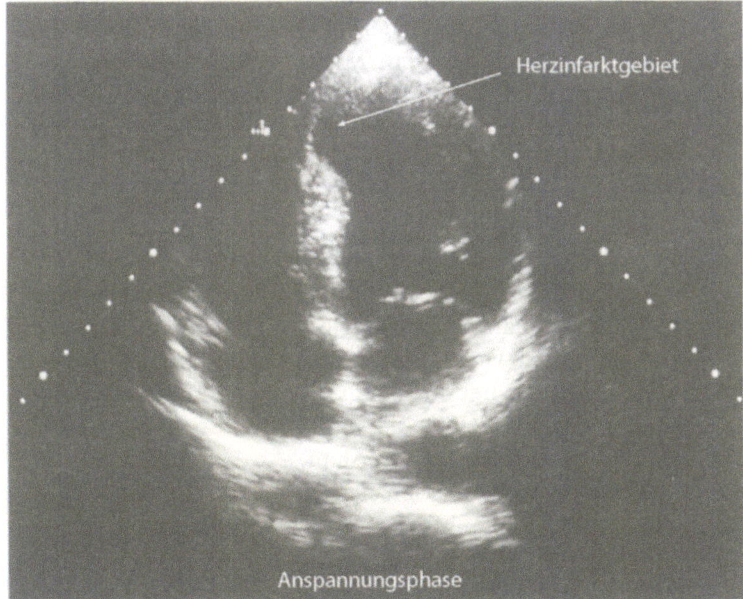

b

Abb. 15a, b. **Ultraschallbild bei vorausgegangenem Herzinfarkt.** a: In der Entspannungsphase erscheint die Herzkammer *(oben rechts)* vergrößert. b: In der Austreibungsphase erkennt man, dass ein Teil der Herzkammer nicht an der Pumpaktion teilnimmt. Hier ist durch den Herzinfarkt Muskelgewebe zugrundegegangen sind an dieser Stelle zugrunde gegangen. Statt dessen hat sich hier Narbengewebe gebildet, das an der Pumpfunktion nicht mehr aktiv teilnimmt. Dieses Narbengewebe ist dünner als der normale Herzmuskel. Ursache ist ein länger zurückliegender Verschluss einer Herzkranzader (Abb. 15).

Liegt eine frische Herzdurchblutungsstörung vor, die noch nicht zu einer Narbe geführt hat, so wird man ebenfalls eine eingeschränkte Beweglichkeit des betroffenen Teils des Herzmuskels sehen. Der Herzmuskel ist in diesem Bereich aber noch normal dick. In diesem Fall kann durch rasche Behandlung ein drohendes Absterben des Herzmuskels verhindert werden.

Auch die Dicke des Herzmuskels lässt sich sehr exakt bestimmen. Eine Verdickung des Herzmuskels lässt auf einen schon länger erhöhten Blutdruck schließen. Dieser sollte dann konsequent behandelt werden. Mit zunehmender Verdickung wird der Herzmuskel steifer. Hierdurch wird die Füllung während der Entspannungsphase im Herzzyklus behindert. Dies kann die Leistungsfähigkeit einschränken und sollte ebenfalls behandelt werden.

Aus der Größe der Herzkammern und Herzvorhöfe kann auf Belastungen dieser Herzhöhlen rückgeschlossen werden. Die Art der Behandlung des Vorhofflimmerns, einer Herzrhythmusstörung, ist z. B. abhängig davon, wie groß der linke Herzvorhof ist. Auch bei deutlich vergrößerter linker Herzkammer wird man anders behandeln als bei normal großer Herzkammer. Eine Vergrößerung des rechten Herzens kann Aufschluss geben über die Druckverhältnisse im Lungenkreislauf.

Die Herzklappen lassen sich mittels Herzultraschall sehr gut darstellen. Es können präzise Aussagen gemacht werden, ob die Klappen zart sind oder ob sie verdickt sind oder gar verkalkt. Die Beweglichkeit der Herzklappen kann ebenfalls exakt beurteilt werden. Dies hat z. B. Konsequenzen für die Vorbeugung von Infektionen auf diesen Herzklappen. Vor Eingriffen, bei denen Bakterien in den Körper eingeschleppt werden können (z. B. bei einer Magenspiegelung oder einer Zahnentfernung), müssen ggf. Antibiotika verordnet werden.

Neben der Struktur der Herzklappen kann mittels Ultraschall auch die Funktion der Herzklappen überprüft werden.

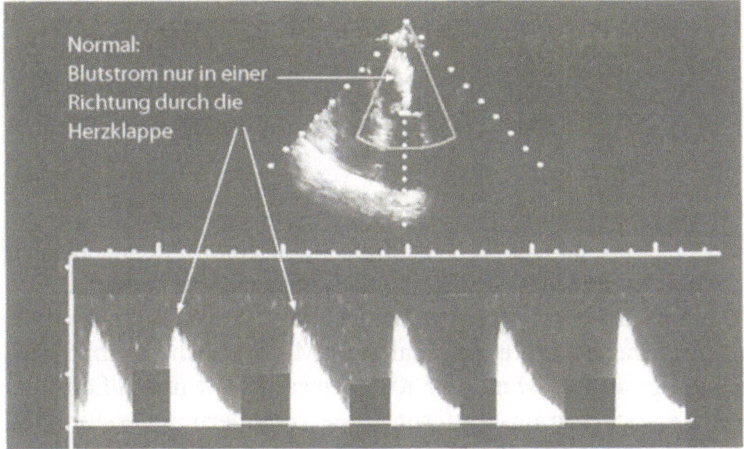

a

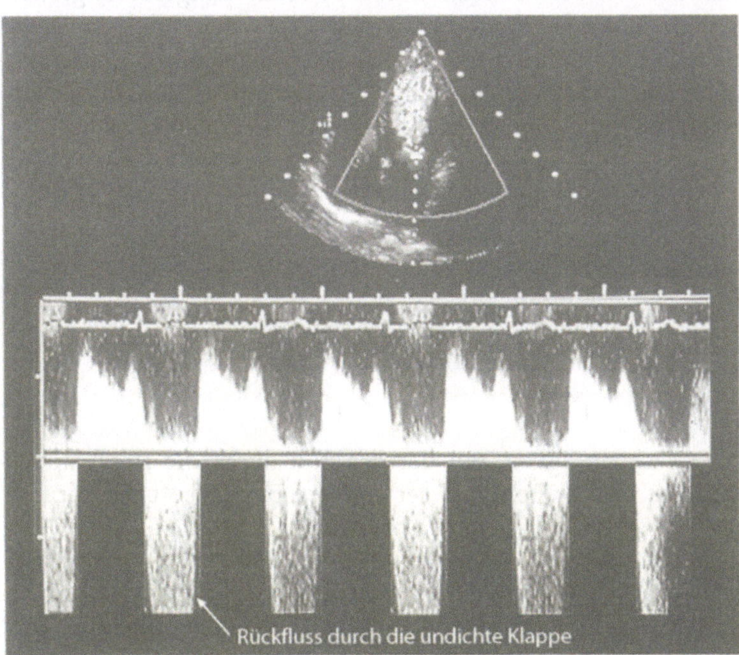

b

Abb. 16 a,b. Doppleruntersuchung des Herzens. a: Die Ultraschallsonde sendet einen Schallstrahl aus, der vom Blut zurück zum Empfänger geworfen wird (*gestrichelte Linie oben im Bild*). Fließendes Blut verändert den Schall. Am Bildschirm lässt sich dann feststellen, in welche Richtung das Blut im Herzen fließt. In diesem Beispiel ist die Klappe dicht. Der Blutfluss ist nur nach oben nachweisbar. b: In diesem Beispiel fließt das Blut in Höhe der Herzklappe abwechselnd nach oben und nach unten. Die Klappe ist undicht

Hierfür werden Dopplerverfahren eingesetzt. Man macht sich hierbei zunutze, dass die Tonhöhe des Schalls von bewegten Objekten verändert wird. Aus dem Alltag ist das Beispiel eines Krankenwagens mit eingeschaltetem Martinshorn bekannt. Dieses klingt anders, wenn der Krankenwagen auf uns zufährt, als wenn er sich von uns entfernt. Diese Veränderung der Tonhöhe wird auch vom Empfänger eines Ultraschallgerätes wahrgenommen. Anhand der Tonhöhe kann vom Ultraschallgerät festgestellt werden, in welche Richtung die Blutkörperchen durch die Herzklappen hindurchfließen. Auf diese Weise lassen sich Undichtigkeiten der Herzklappen nachweisen, wenn das Blut "in der falschen Richtung" durch eine Herzklappe fließt (Abb. 16).

> ♥ **Herzultraschall**
> **Vorteil:** Genaue Information über Funktion des Herzmuskels und der Klappen. Herzinfarkte werden gut erkannt.
> **Nachteil:** Trotz normalem Befund kann eine Durchblutungsstörung des Herzens vorliegen.

Die Geschwindigkeit, mit der das Blut durch die Herzklappen fließt, ist aus der Tonhöhe der von den Blutkörperchen zurückgeworfenen Schallwellen zu ermitteln. In Engstellen fließen Flüssigkeiten schneller als in weiten Stellen. Dieses Phänomen lässt sich veranschaulichen, wenn man den Wasserstrom aus einem Gartenschlauch betrachtet. Sobald man mit dem Finger die Öffnung des Schlauchs verengt, kommt das Wasser mit wesentlich größerer Geschwindigkeit herausgeschossen. Je mehr man das Schlauchende verschließt, umso schneller kommt das Wasser heraus. Genauso verhält sich das Blut in den Herzklappen, wenn diese verengt sind. Aus der Geschwindigkeit des Blutflusses durch die Herzklappen kann auf das Ausmaß der Einengung rückgeschlossen werden.

Mit dem Herzultraschall lassen sich auch Flüssigkeitsansammlungen im Herzbeutel nachweisen. Diese stellen sich als dunkler Saum um das Herz dar, von dem nur wenige Schallwellen zurückgeworfen werden. Ein solcher Erguss im Herzbeutel

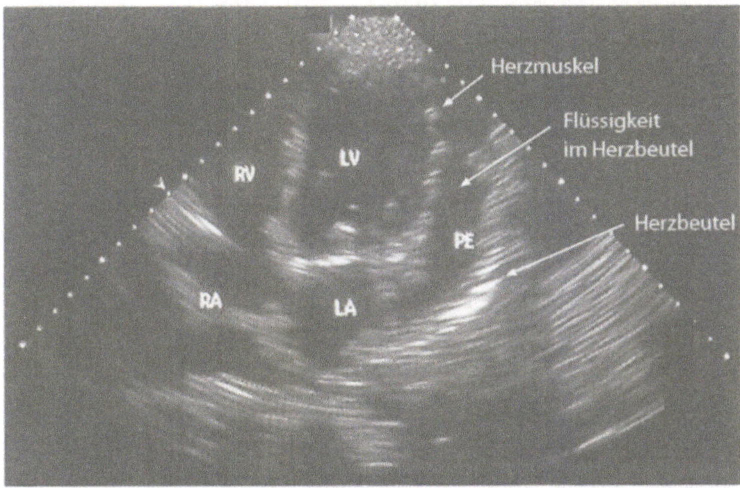

Abb. 17. **Herzultraschallbild mit Flüssigkeitsansammlung im Herzbeutel.**
Um das Herz herum kann im Ultraschallbild eine dunkle Zone nachgewiesen werden. Die Flüssigkeit kann bei Entzündungen oder nach Herzoperationen auftreten. Meist verschwindet sie nach medikamentöser Behandlung

kommt nach einem Herzinfarkt oder nach einer Herzoperation vor. Auch Entzündungen können zum Flüssigkeitseinstrom in den Herzbeutel führen. Je nach dem Ausmaß des Ergusses werden unterschiedliche Behandlungen erforderlich sein. Bei kleinen Ergüssen kann abgewartet werden. Mittelgroße Ergüsse müssen medikamentös behandelt werden. Bei sehr großen Ergüssen kann die Herzfunktion erheblich eingeschränkt werden. Dann muss die Flüssigkeit mit einer Spritze abgezogen werden (Abb. 17).

Die Ultraschalluntersuchung des Herzens ist eine sehr vielseitige Untersuchungsmethode, aus der eine Fülle von Informationen erhalten werden kann. Durchblutungsstörungen, die sich nur unter Belastung bemerkbar machen, lassen sich unter Ruhebedingungen jedoch nicht nachweisen. Hierfür muss die Herzultraschalluntersuchung während Belastung durchgeführt werden.

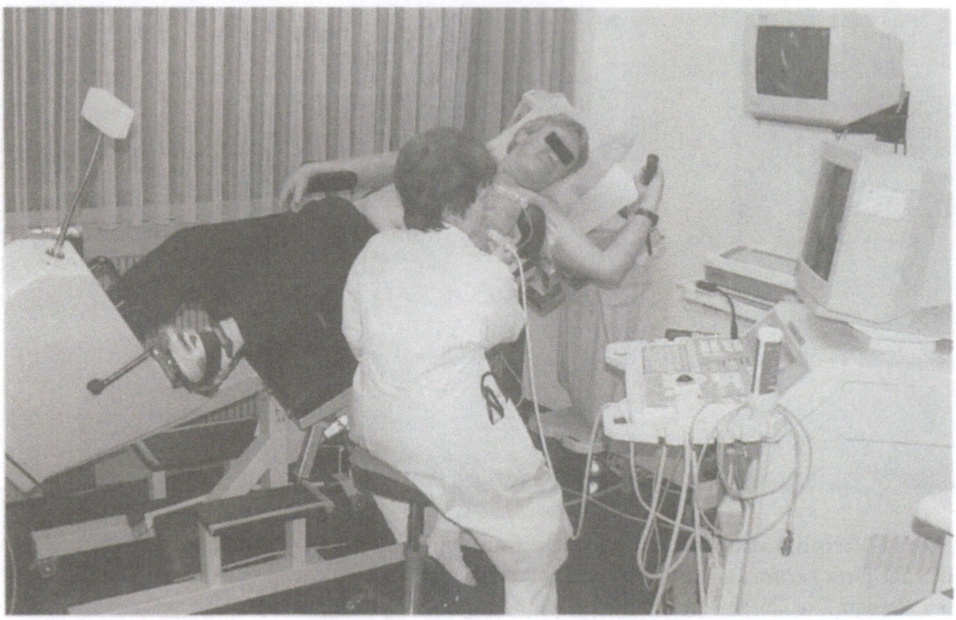

Abb. 18.

Herzultraschall mit Belastung. In Ruhe und während Belastung werden Ultraschallbilder angefertigt. Bewegt sich ein Teil des Herzens unter Belastung schlechter, so weist das auf eine Durchblutungsstörung hin

Belastungs-Herzultraschall

Die Versorgung des Herzens mit Sauerstoff kann in Ruhe noch völlig ausreichend sein, auch wenn Verengungen an den Herzkranzadern vorhanden sind. Bei der Ultraschalluntersuchung des Herzens in Ruhe wird man also eine normale Beweglichkeit des Herzmuskels feststellen. Erst unter körperlicher Belastung reicht die Durchblutung des Herzmuskels nicht mehr aus. Die schlechter durchbluteten Gebiete des Herzmuskels werden sich dann nicht mehr so gut bewegen. Das lässt sich durch eine Ultraschalluntersuchung während einer Fahrradbelastung nachweisen (Abb. 18).

Praktisch geht man so vor: Direkt vor der Belastung wird eine Ultraschalluntersuchung in Ruhe durchgeführt. Die bewegten Bilder werden gespeichert. Dann wird die Belastung z. B. am Fahrrad durchgeführt. Bei leichter Belastung und bei starker Belastung wird die Ultraschalluntersuchung wiederholt, und die

Bilder werden gespeichert. Nach der Belastung wird nach wenigen Minuten Erholungszeit eine abschließende Ultraschalluntersuchung durchgeführt.

Zur Auswertung werden die Bilder am Bildschirm so geordnet, dass man die Ruheuntersuchung mit der Belastungsuntersuchung direkt vergleichen kann. Hat sich durch die Belastung etwas an der Beweglichkeit des Herzmuskels geändert, so ist dies mit hoher Sicherheit nachweisbar. Wichtig ist hierbei, dass nur neu unter Belastung auftretende Bewegungsstörungen auf eine Minderdurchblutung (Ischämie) hinweisen. Bewegt sich ein Teil des Herzmuskels schon in Ruhe schlechter als benachbarte Regionen, so kann dies auf einen früher abgelaufenen Herzinfarkt hinweisen.

> ♥ Herzultraschall mit Belastung
> **Vorteil:** Eine Durchblutungsstörung des Herzens wird besser erkannt als mit dem Belastungs-EKG.
> **Nachteil:** Nur von Spezialisten durchführbar und aufwendiger als das Belastungs-EKG.

Die Methode der Belastungsultraschalluntersuchung ist zwar besser geeignet als das Belastungs-EKG, um Durchblutungsstörungen am Herzen nachzuweisen. Der Aufwand für die Auswertung ist jedoch bedeutend größer (Zeitaufwand ca. 1 h). Die Methode wird deshalb v. a. dann eingesetzt, wenn die Beschwerden des Patienten und die anderen Untersuchungen keine eindeutigen Ergebnisse liefern. Manchmal ist die Bildqualität während der Belastung so schlecht, dass keine sichere Aussage zum Bewegungsverhalten des Herzmuskels getroffen werden kann.

Röntgenaufnahme

Insbesondere wenn ein Herzinfarkt vorausgegangen ist, wenn eine Herzleistungsschwäche vorliegt oder wenn bei einem Patienten zum ersten Mal Herzbeschwerden auftreten, kann eine Röntgenuntersuchung von Herz und Lunge erforderlich sein. Um eine räumliche Vorstellung von den Organen des Brustkorbs zu bekommen, werden zwei Aufnahmen aus unterschiedlichen Richtungen angefertigt. Eine von hinten nach vorn, die andere von rechts nach links.

Von einer Röntgenröhre werden die Röntgenstrahlen in Richtung einer Filmkassette gelenkt. Vor dieser Filmkassette wird der Patient aufgestellt. Die Röntgenstrahlen werden von den einzelnen Organen im Brustraum unterschiedlich stark gebremst. Die Lunge lässt die Röntgenstrahlen durch den großen Luftinhalt nahezu ungebremst hindurch. Hier werden viele Röntgenstrahlen zur Filmkassette durchgelassen. Das Herz dagegen bremst die Röntgenstrahlen wesentlich stärker, da es aus festem Muskelgewebe besteht und dazu noch mit Flüssigkeit gefüllt ist. Hier werden weniger Röntgenstrahlen die Filmkassette erreichen. Die unterschiedliche Menge an Röntgenstrahlen bewirkt eine unterschiedliche Schwärzung des Röntgenfilms. Hierdurch lassen sich Strukturen wie Lunge, Herz, Hauptschlagader, Rippen usw. voneinander abgrenzen.

♥ **Röntgenuntersuchung von Herz und Lunge**
Vorteil: Ein Blutstau in der Lunge wird erkannt.
Nachteil: Eine Durchblutungsstörung des Herzens kann nicht ausgeschlossen werden.

Die Untersuchung erlaubt die Beurteilung der Herzgröße. Auch Formabweichungen lassen sich gut erkennen. Liegt eine Herzleistungsschwäche vor, so sieht man außer einer Vergrößerung des Herzens auch eine Aufweitung der Venen, die aus der Lunge zum Herzen führen. Die Aufweitung ist durch die Blutstauung vor dem schwachen Herzen bedingt.

Zur exakten Messung der Herzgröße muss der Patient vor der Röntgenaufnahme einen Brei mit Kontrastmittel schlucken. Auf der Röntgenaufnahme sieht man das Kontrastmittel unmittelbar am Hinterrand des Herzens die Speiseröhre hinunterfließen. So lässt sich das Herz zwischen Rippen und Speiseröhre exakt vermessen.

Radionuklidventrikulographie

Bei einem Teil der Patienten mit Herzbeschwerden lässt das Ruhe- und Belastungs-EKG allein keine sichere Aussage über das Vorliegen einer koronaren Herzkrankheit zu. Bei diesen Patienten steht neben der Belastungsultraschalluntersuchung des Herzens oder einer Myokardszintigraphie (s. unten) eine Radionuklidventrikulographie zur Verfügung.

Bei diesem schwer auszusprechenden Namen wurden drei Namen zu einem einzigen zusammengesetzt:

- Mit einer radioaktiv strahlenden Substanz (*Radionuklid)*
- wird die Beweglichkeit der Herzkammer (*Ventrikel)*
- dargestellt (*-graphie).*

Hierzu spritzt man in eine Vene am Unterarm ein radioaktiv strahlendes Medikament, das sich an die roten Blutkörperchen anlagert. Darin ist Technetium enthalten, das nur für kurze Zeit radioaktiv strahlt. Die verwendete Menge des Technetiums ist dabei so gering, dass die Strahlenbelastung der Untersuchung in der Größenordnung einer Röntgenaufnahme von Herz und Lunge liegt. Mit dem Blut verteilt sich das Technetium rasch im gesamten Kreislauf.

Mit einer Spezialkamera (der sog. Gammakamera) kann man die radioaktive Strahlung von außen erfassen. Die Kamera wird über dem Herzen positioniert. Abhängig davon, ob das Herz sich gerade zusammenzieht und Blut in den Kreislauf pumpt oder ob es sich gerade erneut mit Blut füllt, wird ein kleines oder ein großes radioaktiv strahlendes Areal von der Kamera über dem Herzen aufgenommen. Eine komplette Herzaktion wird in mehreren Bildern dargestellt. So bekommt man eine Vorstellung davon, wie sich die gesamte Herzmuskelwand zum Pumpen

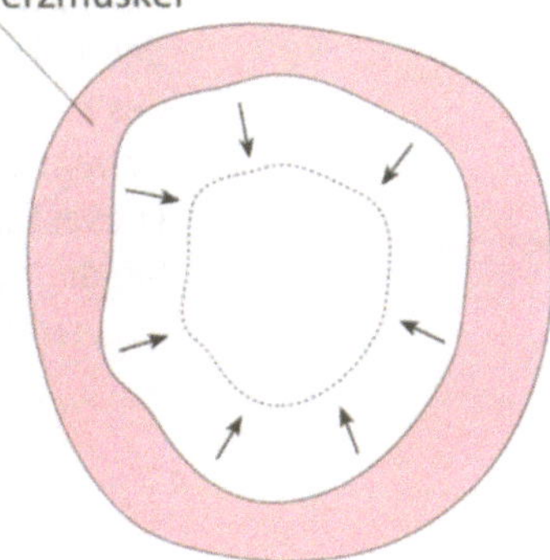

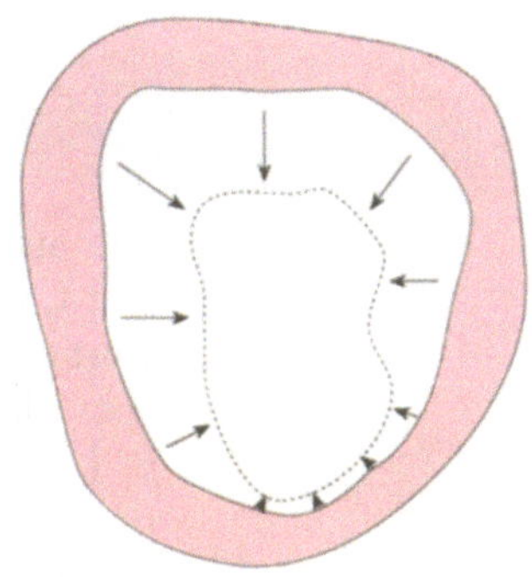

Abb. 19.
Prinzip der Radionuklidventrikulographie. *Oben* ist die Herzbewegung in Ruhe gezeigt. Die *Pfeile* weisen darauf hin, dass sich der Herzmuskel in allen Anteilen gleichmäßig zusammenzieht.
Unten ist die Herzbewegung bei körperlicher Belastung dargestellt. Ein Teil des Herzmuskels bewegt sich jetzt schlechter. Dies spricht für eine Durchblutungsstörung des Herzens

zusammenzieht und wieder erschlafft. Die Beweglichkeit einzelner Teile des Herzmuskels ist gut beurteilbar.

Ein Bild wird zuerst in Ruhe aufgenommen. Dann wird eine Belastung am Fahrrad im Liegen durchgeführt. Während der Belastung werden erneut Aufnahmen gemacht. Ist ein Teil des Herzmuskels nicht ausreichend mit Sauerstoff versorgt, dann bewegt sich dieser Teil unter Belastung schlechter als in Ruhe. Dies ist mit der Gammakamera zu erfassen. Die Herzkranzgefäße, die den schlecht durchbluteten Teil des Herzmuskels versorgen, sind sehr wahrscheinlich verengt.

♥ Radionuklidventrikulographie
Vorteil: Sichere Erkennung einer Durchblutungsstörung des Herzens. Genaue Erfassung der Herzleistung. Nachteil: Die Methode ist nur an wenigen Kliniken durchführbar. Strahlenbelastung für den Patienten.

Die Sicherheit, mit der Engstellen an den Herzkranzadern erkannt werden, ist größer als beim Belastungs-EKG. Die Untersuchung ist aber auch wesentlich aufwendiger. Da nur wenige Zentren die Untersuchung durchführen, sind längere Anfahrtswege in Kauf zu nehmen. Hinzu kommt die Strahlenbelastung. Diese ist zwar geringer als bei einer Röntgenaufnahme des Brustkorbs. Trotzdem kann die Untersuchung nicht beliebig oft wiederholt werden. Für Routinefragen ist eine Belastungs-EKG-Untersuchung völlig ausreichend (Abb. 19).

Myokardszintigramm

Eine weitere Untersuchung, mit der unklare Befunde des Belastungs-EKG überprüft werden können, ist das Myokardszintigramm. Hierbei wird der Herzmuskel (das Myokard) mit einer radioaktiv markierten Substanz (Thallium^{201}- oder Technetium-markiertes Isonitril) angereichert, die über eine Unterarmvene gespritzt wird. Das Isonitril reichert sich in gut durchbluteten Herzmuskelgebieten gut und in schlecht durchbluteten Herz-

Abb. 20a, b. **Myokardszintigraphie**. Am Ende einer Belastung wird ein radioaktiv strahlendes Medikament in eine Vene gespritzt. Das Medikament reichert sich im Herzmuskel an: bei guter Durchblutung gut, bei schlechter Durchblutung schlecht. Mit einer Spezialkamera kann die Verteilung im Herzmuskel sichtbar gemacht werden. Es kann zwischen Durchblutungsstörung und Herzinfarkt unterschieden werden. a: Direkt nach der Belastung ist die Durchblutung in der Herzspitze schlecht *(linkes Bild)*, in Ruhe ist sie normal *(rechtes Bild)*. Es besteht also eine Durchblutungsstörung des Herzens nur unter Belastung. b: Sowohl in Ruhe als auch unter Belastung ist die Durchblutung der Herzmuskelspitze schlecht. Dort ist früher ein Herzinfarkt abgelaufen

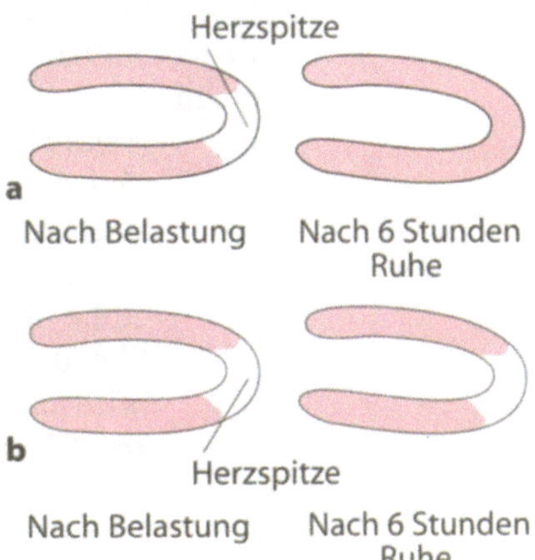

muskelgebieten schlecht an. Die Verteilung des Isonitrils im Herzmuskel wird mit einer Kamera aufgenommen, die die radioaktive Strahlung aufnimmt.

Für die Untersuchung wird zunächst eine Belastung an der Kletterstufe, auf dem Laufband oder auf dem Fahrrad durchgeführt. Am Ende der Belastung wird das radioaktiv markierte Isonitril in die Vene eingespritzt. Dann werden Aufnahmen mit der Gammakamera angefertigt. Diese Aufnahmen werden nach einer Erholungszeit von ca. 4 h noch einmal wiederholt (Abb. 20).

Ist ein Teil des Herzmuskels unmittelbar nach der Belastung gar nicht oder nur schwach abgebildet, so kommen als Ursache zwei Möglichkeiten in Betracht:

1) Es liegt ein alter Herzinfarkt vor. Das Narbengewebe an der Stelle des untergegangenen Herzmuskelgewebes wird nur noch schwach durchblutet und nimmt deshalb nur eine geringe Menge des radioaktiven Medikaments auf.

2) Es liegt eine Herzkranzgefäßverengung vor. Unter Belastung reicht das Blut, das durch die Verengung zum Herzmuskel gelangt, nicht mehr für die Versorgung des Herzmuskels aus.

Eine Unterscheidung dieser beiden Möglichkeiten ist durch eine weitere Aufnahme nach einer Erholungszeit von einigen Stunden möglich:

1) Beim Herzinfarkt wird auch nach längerer Erholung ein Teil des Herzmuskels nicht mit dem Isonitril angereichert sein.

2) Bei der Kranzgefäßverengung ohne Herzinfarkt wird in Ruhe die Durchblutung des Herzmuskels wieder ausreichend sein. Das Isonitril verteilt sich mit der Zeit um. So wird auch der Teil des Herzmuskels angereichert, der unter Belastung mit der Kamera nicht darzustellen war.

♥ **Myokardszintigramm**
Vorteil: Sichere Erkennung einer Durchblutungsstörung des Herzens.
Nachteil: Häufig krankhafte Befunde, obwohl keine Durchblutungsstörung vorliegt (z. B. bei erhöhtem Blutdruck). Nur an wenigen Kliniken durchführbar. Strahlenbelastung für den Patienten.

Die Strahlenbelastung der Untersuchung liegt heute durch den Einsatz schnell abbaubarer radioaktiver Reagenzien unter derjenigen einer Röntgenuntersuchung von Herz und Lunge. Trotzdem sollte die Untersuchung nicht beliebig oft wiederholt werden.

Herzkatheter – Koronarangiographie

Haben die vorausgegangenen Untersuchungen einen dringenden Verdacht auf Vorliegen einer Durchblutungsstörung des Herzens oder auf die Verschlechterung einer bestehenden Durchblutungsstörung des Herzens ergeben, so wird man im nächsten Schritt durch den Herzkatheter die Engstellen genau darstellen. Nur wenn der Arzt die Gegebenheiten an den Herzkranzgefäßen exakt kennt, kann er entscheiden, welche Behandlung erforderlich ist. Zur Auswahl stehen die Behandlung allein

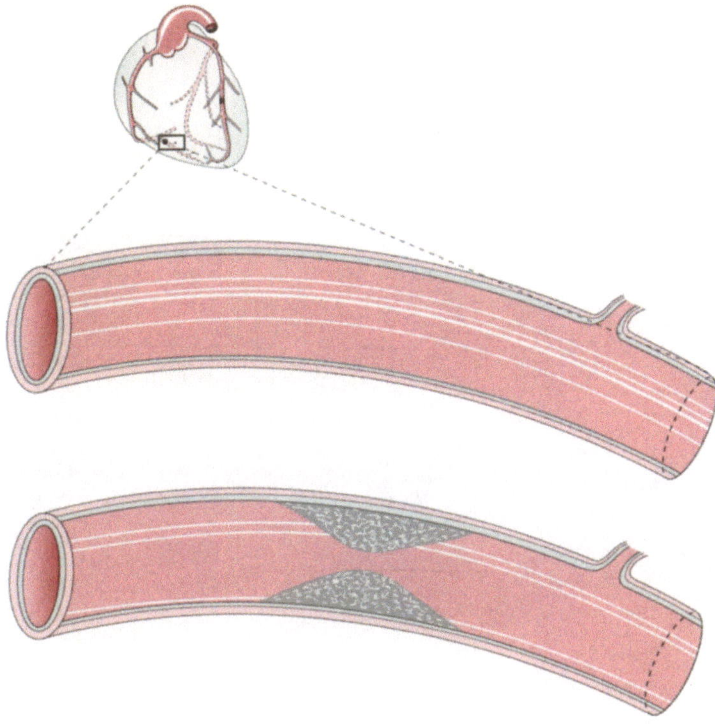

Abb. 21.
Schema einer Herzkranzaderverengung. Oben ist ein Teil einer gesunden Herzkranzader dargestellt. Kommt es im Verlauf eines Herzkranzgefäßes zu einer Verengung, so spricht man von einer Stenose. Im gezeigten Beispiel *(unten)* liegt eine 95%-ige Stenose vor, d. h. die Ader ist nur noch zu 5% offen

mit Medikamenten, die Aufweitung von Engstellen mittels Herzkathetertechniken oder die Bypassoperation (Abb. 21).

Die Herzkatheteruntersuchung wird meist unter stationären Bedingungen durchgeführt. Hierfür ist ein Aufenthalt im Krankenhaus für 2 Tage nötig. Am Tag vor dem Katheter werden Blutabnahmen, körperliche Untersuchung und EKG durchgeführt bzw. wiederholt. Es wird eingehend über den geplanten Eingriff aufgeklärt. Am darauf folgenden Tag bleibt der Patient morgens nüchtern, nimmt aber seine Medikamente ein. Die Untersuchung wird ohne Narkose durchgeführt. Es ist nur eine örtliche Betäubung erforderlich. Medikamente zur Beruhigung sind nur ganz ausnahmsweise notwendig.

♥ Herzkatheter
Vorteil: Sehr genaue Erkennung einer Durchblutungsstörung des Herzens. Eine Behandlung mit Ballonkatheter kann im selben Eingriff erfolgen.
Nachteil: Eingreifende Untersuchung, die nicht ganz ohne Risiko ist. Daher nur bei begründetem Verdacht auf Durchblutungsstörung des Herzens einzusetzen.

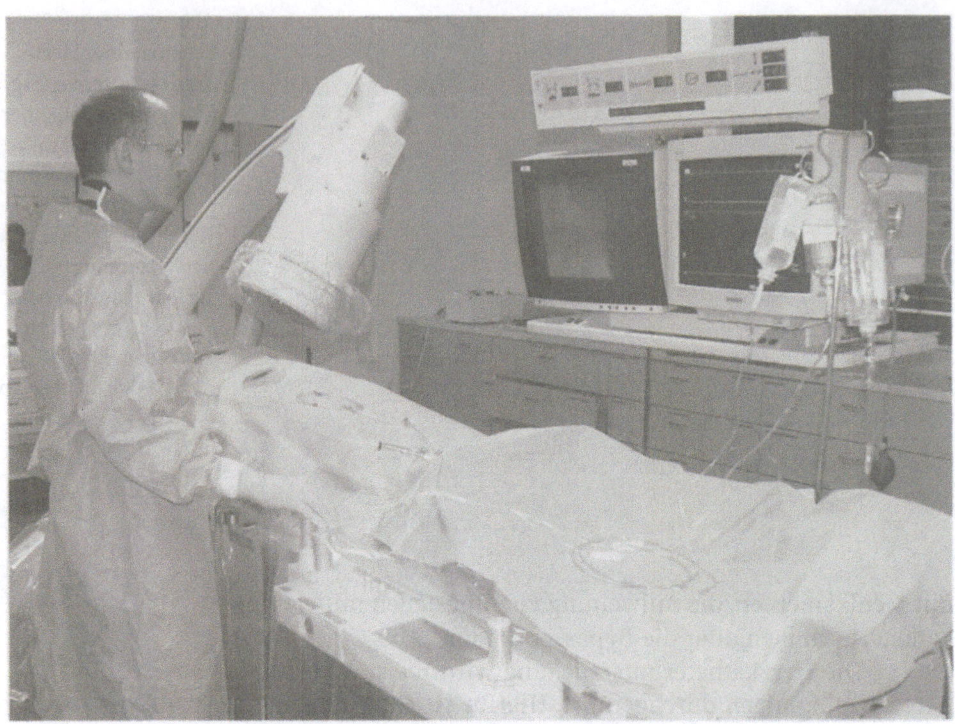

Abb. 22. **Untersuchungssituation beim Herzkatheter**. Der Patient ist wach. Eine örtliche Betäubung reicht aus. Das sterile Tuch bedeckt den ganzen Körper bis auf die Leiste. Die Kanüle liegt auf dem Tuch bereit. Über dem Patienten befindet sich die Kamera. Auf den Bildschirmen wird das EKG und die Röntgendarstellung des Herzens angezeigt. Tisch und Kamera können vom Steuerpult aus bewegt werden

Ablauf einer Herzkatheteruntersuchung

Der Patient wird auf einer Liege gelagert, um die herum eine bewegliche Röntgenröhre geführt werden kann. Dann wird über eine Arterie (Schlagader) ein dünner Kunststoffkatheter bis zum Herzen vorgeführt, und die Adern werden mittels Kontrastmittel dargestellt. Die Bilder werden auf einem Monitor angezeigt und auf Film oder auf einer Computer-CD gespeichert (Abb. 22).

Verschiedene Zugangswege zu den Adern

Es stehen 3 Möglichkeiten zur Auswahl:
- Leiste,
- Ellenbeuge,
- Handgelenk.

In der *Leiste* liegt die Schlagader ca. 3–4 cm unter der Haut. Nachdem der Arzt sie getastet hat, sticht er nach örtlicher Betäubung durch die Haut und das Unterhautgewebe mit einer Kanüle in die Schlagader. Dann wird ein biegsamer Draht durch die Kanüle in die Ader geschoben. Am vorderen Ende ist die Spitze wie ein Regenschirmgriff umgebogen. Hierdurch wird eine Verletzung der Ader beim Einführen des Drahtes vermieden. Der Draht bleibt in der Schlagader liegen. Die Nadel wird entfernt.

Das freie Ende des Drahtes, das aus der Haut herausragt, wird als Führungsschiene für die Schleuse verwandt, die in die Schlagader eingelegt wird. Diese Schleuse ist eine weiche, biegsame Kunststoffröhre mit rund 2 mm Durchmesser, in die am Ende ein Gummiventil eingebaut ist. Das Ventil verhindert, dass Blut aus der Ader herausfließen kann. Das Einführen der Schleuse kann zu einem Druck in der Leiste führen. Das restliche Vorgehen ist schmerzfrei. Durch die Schleuse können nun die Katheter in die Schlagader vorgeführt werden. Die Katheteruntersuchung wird mit der Darstellung der Herzkranzadern fortgesetzt (Abb. 23).

Nach der Untersuchung wird die Schleuse aus der Schlagader der Leiste herausgezogen. Der Arzt drückt dann von außen mit der Hand auf diese Stelle, damit sich das Loch in der Ader verschließen kann. Die Ader besitzt selbst auch eine Muskulatur, die nach Verletzungen zu einem Zusammenziehen der Wand führt. Zusätzlich wird das Loch von innen mit Blutplättchen verklebt. Dieser Vorgang dauert einige Minuten. Tritt kein Blut mehr aus dem Stichkanal nach außen, kann

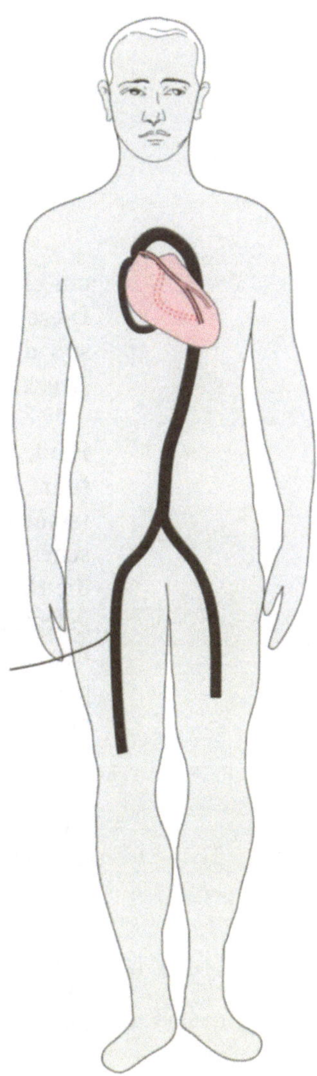

Abb. 23.
Herzkatheteruntersuchung.
Die Leiste wird örtlich betäubt. Ein Kunststoffkatheter wird über die Schlagader bis zum Herzen vorgeführt. Durch diesen spritzt man Kontrastmittel in die Adern, die das Herz selbst mit Blut versorgen. Engstellen in den Adern können dann im Röntgenbild sichtbar gemacht werden

ein elastischer Druckverband über der Leiste angelegt werden. Dieser muss für 6–24 h belassen werden. Während dieser Zeit soll das Bein nicht bewegt werden. Der Patient muss mit gestrecktem Bein liegen.

In der *Ellenbeuge* liegt die Schlagader dicht unter der Haut. Auch hier wird zunächst eine örtliche Betäubung durchgeführt. Das weitere Vorgehen ist identisch mit dem Ablauf der Untersuchung von der Leiste aus. Alternativ kommt ein "chirurgisches" Verfahren zum Einsatz. Mit einem kleinen Schnitt wird die Haut nach örtlicher Betäubung geöffnet und die Arterie freigelegt. Diese kann dann problemlos schlitzförmig geöffnet werden. Durch die Öffnung wird der Katheter bis zum Herzen vorgeschoben. Dieses Verfahren wird heute nicht mehr sehr oft angewandt, da es aufwendiger ist und mehr Zeit in Anspruch nimmt. Außerdem ist es nicht oft von einer Seite aus zu wiederholen, da durch die Narbenbildung nach dem Eingriff eine Verhärtung des Gewebes unter der Haut eintritt, die den Zugang zu der Schlagader beim nächsten Versuch erschwert.

Nach der Untersuchung wird ein elastischer Druckverband über der Ellenbeuge angebracht. Der Arm sollte dann für einen Tag nur sehr wenig bewegt werden, damit keine Nachblutungen auftreten. Prinzipiell kann der Patient nach Anlage des Druckverbandes aufstehen. Er sollte sich jedoch nicht belasten.

Am *Handgelenk* kann man durch die Schlagader (auch Pulsader genannt) nach dem gleichen Prinzip wie von der Ellenbeuge bzw. der Leiste aus sondieren. Auch hier wird nach der Untersuchung ein Druckverband angelegt. Der Patient kann dann aufstehen. Der Arm sollte ruhig gehalten werden.

Welcher Zugang zu den Adern ist der beste?

Jeder der drei möglichen Zugangswege hat Vor- und Nachteile. Verschiedene Kriterien sind gegeneinander abzuwägen. Insbesondere sind zu berücksichtigen die benötigte Zeit, die Möglichkeit, die Untersuchung mehrmals von der gleichen Stelle aus durchzuführen, die Einfachheit der Handhabung, das Auftreten von Komplikationen, die Möglichkeit einer Ballondehnung im gleichen Eingriff, die Erfahrung des Untersuchers mit den ein-

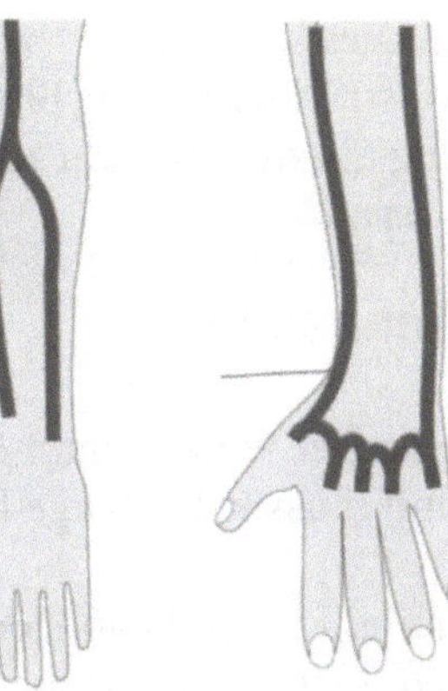

Abb. 24.
Zugangswege zu den Herzkranzadern. Die Herzkatheteruntersuchung kann durch verschiedene Schlagadern vorgenommen werden: die Leistenschlagader, die Armschlagader und die Handschlagader

zelnen Verfahren, die Belästigung durch den Druckverband. Es lässt sich deshalb nicht ohne Weiteres ein bester Zugang festlegen. In der Folge sind die Vor- und Nachteile für die einzelnen Verfahren dargestellt.

1. Leiste (Abb. 24)

Vorteile: Die Punktion der Ader macht wenig Schwierigkeiten, da die Schlagader relativ kräftig ist (ca. 5–7 mm). Die Katheter sind in der Form optimal auf diesen Zugangsweg abgestimmt. Die Untersuchungsdauer ist die kürzeste von den drei möglichen Verfahren. Falls eine Ballondehnung an den Herzkranzadern im gleichen Eingriff geplant ist, können im Bedarfsfall auch größere Katheter eingesetzt werden. Die meisten Untersucher haben die größten Erfahrungen mit diesem Zugangsweg. Die Untersuchung kann, falls erforderlich, über dieselbe Leistenschlagader oft wiederholt werden.

Nachteile: Nach der Untersuchung ist ein Druckverband über 6–24 h erforderlich. Das lange Liegen kann unangenehm sein. Einige Patienten können im Liegen kein Wasser lassen. Dann muss ein Blasenkatheter gelegt werden. Durch den Druckverband können in seltenen Fällen Thrombosen in den neben der Schlagader verlaufenden Venen entstehen. Es können unter dem Druckverband Blutungen auftreten, die nach innen ins Gewebe gehen. Dies kann große "blaue Flecken" nach sich ziehen. Im ungünstigsten Fall ist eine Bluttransfusion erforderlich. Kommt die Blutung überhaupt nicht zum Stillstand, so muss der Chirurg die Ader vernähen.

2. Ellenbeuge

Vorteile: Der Patient kann direkt nach der Untersuchung aufstehen und muss keine lange Liegezeit erdulden.

Nachteile: Die Punktion der Ader ist schwieriger, da sie nicht sehr groß ist. Die Untersuchung kann von der selben Ader nicht sehr oft wiederholt werden, da Vernarbungen den Zugang erschweren. Die Schlagader kann sich komplett durch ein Gerinnsel verschließen. Dann muss die Ader durch eine Operation wieder eröffnet werden.

Beim "chirurgischen" Vorgehen kann das Vernähen der Ader schwierig sein, wenn Verkalkungen vorliegen. Die Untersuchungsdauer ist bei dem "chirurgischen" Verfahren länger. Ist im gleichen Eingriff eine Ballondehnung geplant, so kann nicht auf dickere Katheter gewechselt werden, auch wenn dies aufgrund der Lage an den Herzkranzadern wünschenswert wäre.

3. Handgelenk

Vorteil: Der Patient kann direkt nach der Untersuchung aufstehen und muss keine lange Liegezeit erdulden.

Nachteile: Das Anstechen der Ader kann schwierig sein, da die Ader klein ist. Die Untersuchung kann dadurch länger dauern. Die Katheter sind nicht so leicht zu steuern wie von den anderen Zugangswegen aus. Die Untersuchung kann nicht oft von der gleichen Stelle aus wiederholt werden. Die Ader kann sich nach der Untersuchung komplett verschließen. Deshalb wird vor der Untersuchung geprüft, ob die zweite Schlagader am Handgelenk offen ist. Nur dann kommt dieser Zugangsweg in Frage.

Durchführung der Katheteruntersuchung

Wenn die Schleuse in die Ader eingelegt ist, wird der Katheter auf dem Führungsdraht bis in den Anfangsteil der Hauptschlagader (Aorta) vorgeführt und der Draht entfernt. Der Katheter ist ein dünner Schlauch aus einem biegsamen Kunststoff. Er ist rund 1 m lang. Der Durchmesser beträgt 1,3-2,6 mm. Die Spitze ist besonders weich, damit die Ader beim Einführen nicht verletzt wird.

Direkt oberhalb der Aortenklappe, durch die das Blut aus dem Herzen in den Kreislauf gepumpt wird, befindet sich der Abgang der Herzkranzadern. Ein Abgang weist nach rechts, der andere nach links. Die linke Kranzarterie zweigt sich nach

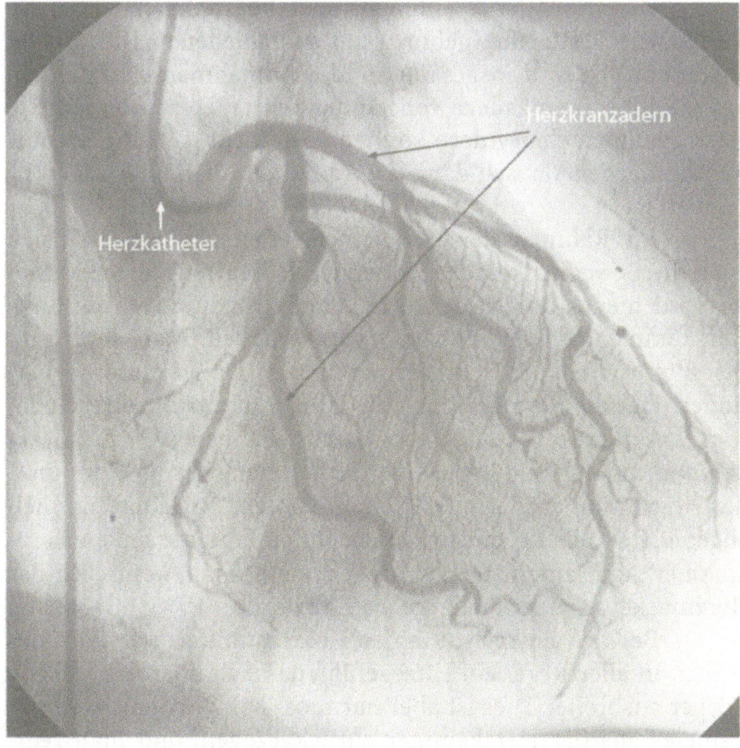

Abb. 25. **Herzkatheter in einer Herzkranzader.** Durch den Herzkatheter wird Kontrastmittel in die Adern gespritzt. Dadurch werden die Adern im Röntgenbild sichtbar

1–2 cm in zwei große Äste auf. Deshalb spricht man von insgesamt drei und nicht nur von zwei Herzkranzgefäßen.

Der Katheter weist an der Spitze eine leichte Biegung auf. Durch Drehung des Katheters lässt sich diese Biegung nach rechts oder links wenden. Der Katheter wird hierdurch von außen steuerbar. Unter Röntgendurchleuchtung wird die Katheterspitze etwa 1–2 mm in den Abgang einer Herzkranzader eingeführt. Dies geschieht für den Patienten völlig schmerzfrei.

Nun spritzt man eine kleine Menge Kontrastmittel (3–10 ml) durch den Katheter in die Herzkranzader. Unter Röntgendurchleuchtung erscheint die vom Kontrastmittel gefüllte Ader als dunkler Streifen vor dem hellen Hintergrund des restlichen Gewebes (Abb. 25). Im Bereich von Herzkranzgefäßverengungen stellt sich dieser Streifen schmaler dar. Je schmaler der Streifen, umso enger ist das Gefäß.

Um die Ader dreidimensional beurteilen zu können, werden die Röntgenaufnahmen aus verschiedenen Richtungen wiederholt. Es sind insgesamt rund 8 Aufnahmen erforderlich, um die 3 Herzkranzadern vollständig beurteilen zu können. Bei stark geschlängelten Adern können auch mehr Aufnahmen notwendig werden, da sich dann die Adern auf den Bildern teilweise überlagern.

Im Rahmen der Herzkatheteruntersuchung lässt sich auch die Beweglichkeit des Herzmuskels beurteilen. Der Katheter wird hierzu durch die Aortenklappe hindurch in die linke Herzkammer (linker Ventrikel) vorgeschoben. Man kann nun den Blutdruck in der Herzkammer messen. Dieser gibt Informationen über die Herzfunktion. Wieder wird Kontrastmittel eingespritzt. Auf dem Bildschirm erscheint der Innenraum der Herzkammer als dunkler Bezirk, der sich abhängig vom Zeitpunkt der Herzaktion größer oder kleiner darstellt. Der Rand des hell abgebildeten Bezirks entspricht der Innenwand der linken Herzkammer. Abgelaufene Herzinfarkte erkennt man, wenn sich der Herzmuskel an einer Stelle weniger bewegt.

Bei der Einspritzung des Kontrastmittels verspürt der Patient in aller Regel ein Hitzegefühl, das sich über den ganzen Körper ausbreitet. Dies ist aber harmlos. Abschließend wird der Katheter aus der Herzkammer zurückgezogen, und man registriert dabei den Blutdruck. Ist der Blutdruck in der Herzkammer genauso hoch wie in der Hauptschlagader, so liegt keine Verengung der Herzklappe vor.

Risiken der Herzkatheteruntersuchung

Das Risiko der Untersuchung ist im Großen und Ganzen gering. Es können Rhythmusstörungen auftreten. Diese sind meist harmlos. In seltenen Fällen kann es aber erforderlich sein, die Rhythmusstörung durch einen Elektroschock zu beseitigen. Die Untersuchung kann dann meist fortgeführt werden. Außerdem kann es zu einem Blutdruckabfall kommen. Dieser ist durch Flüssigkeitsgabe oder durch Medikamente rasch zu beheben.

Beim Sondieren der Herzkranzgefäße mit dem Katheter kann die Gefäßinnenwand verletzt werden. Dies kann im schlimmsten Fall zum Verschluss der Herzkranzader führen. Gelingt es nicht, den Verschluss mit Kathetertechniken zu beseitigen, so kann u. U. eine sofortige Bypassoperation erforderlich sein.

Bei dem Vorführen der Katheter können Partikel von Wandunregelmäßigkeiten oder verkalkten Stellen der Hauptschlagader abgelöst werden und in andere Adern gelangen. Hierdurch kann die Durchblutung in anderen Organen eingeschränkt sein. Tritt eine solche Durchblutungsstörung im Gehirn auf, so können Lähmungserscheinungen die Folge sein. Dies ist glücklicherweise selten.

Tödliche Komplikationen treten bei weniger als jeder 1000. Untersuchung auf. Ganz überwiegend sind hier schwerstkranke Patienten betroffen.

Was geschieht nach der Herzkatheteruntersuchung?

Sind alle Kranzarterien auf Film aufgenommen, so wird der Katheter zurückgezogen und die Schleuse entfernt.

An der Ellenbeuge werden nach dem "chirurgischen" Vorgehen die Arterie und die Haut vernäht und der Arm verbun-

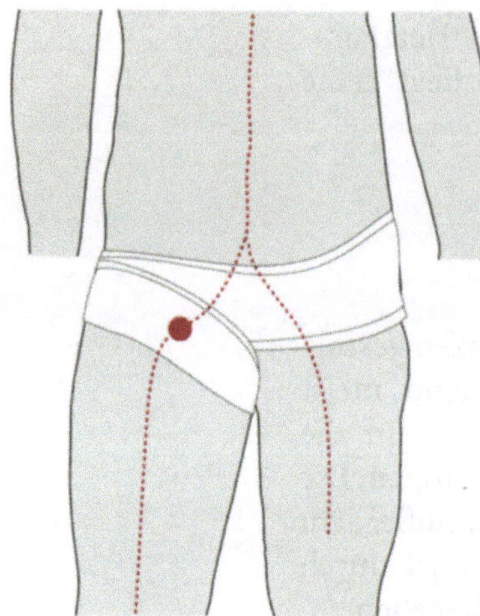

Abb. 26. **Druckverband** mit elastischer Binde auf der Leiste nach einem Herzkathetereingriff. Der Patient muss mehrere Stunden liegen bleiben

den. Der Patient wird zurück auf die Station gebracht. Er darf aufstehen und sollte den Arm nicht bewegen.

Wurde die Schleuse in die Ader an der Ellenbeuge oder am Handgelenk durch eine Kanüle eingebracht, so wird nach Entfernen der Schleuse ein Druckverband angelegt. Der Patient darf dann aufstehen.

Beim Eingriff von der Leiste aus wird die Arterie für ca. 10–30 min mit der Hand abgedrückt und das Bein mit einem elastischen Druckverband verbunden (Abb. 26). Der Patient muss dann 6–24 h auf dem Rücken liegen, ohne das Bein anzuwinkeln, da sonst Nachblutungen auftreten können. In manchen Kliniken wird ein Kollagenpfropf eingesetzt, der nach Entfernung der Schleuse in den Stichkanal eingebracht wird. Damit darf der Patient wesentlich früher, nämlich schon nach 6 h, aufstehen. Es wurde bisher keine größere Häufigkeit von Nachblutungen beobachtet. Allerdings kann ein Teil des Pfropfes in die Schlagader gelangen und eine Bein- oder Fußarterie verstopfen. Dann ist ein operativer Eingriff zur Entfernung des Pfropfs notwendig.

Kapitel 6
Behandlung

Bei der Behandlung von Erkrankungen des Herzens werden verschiedene Ziele verfolgt. Es gilt,

◆ die Beschwerden des Patienten zu lindern oder zu beseitigen,

◆ typische Komplikationen zu verhindern,

◆ einer weiteren Verschlechterung des Gesundheitszustandes vorzubeugen,

◆ eine drohende Lebensverkürzung zu verhindern.

Dabei ist entscheidend, dass Arzt und Patient "an einem Strang ziehen". Das bedeutet, dass die Behandlung durch geeignete Maßnahmen von Patientenseite ergänzt und unterstützt werden muss.

Was kann der Arzt tun?

Die koronare Herzerkrankung ist nicht heilbar. Die Veränderungen an den Herzkranzgefäßen sind nach heutigem Wissen nicht mehr rückgängig zu machen. Es ist aber gut möglich, auftretende Beschwerden zu beseitigen bzw. zu lindern. Zudem können die typischen Folgen der Herzdurchblutungsstörung verhindert werden. Hieraus ergibt sich die Notwendigkeit zu lebenslanger Behandlung (Therapie) von Patienten mit Durchblutungsstörung des Herzens. Die Therapiemöglichkeiten sind in den letzten 15 Jahren zunehmend ausgefeilter geworden, sodass immer mehr Patienten geholfen werden kann.

Aufklärung

Die umfassende Aufklärung über die Erkrankung ist eine wichtige Voraussetzung für eine gute Zusammenarbeit zwischen Arzt und Patient. Nur so kann der Patient den Sinn ärztlicher Handlungen verstehen und diese mittragen. Der Patient sollte informiert sein über die Art und den Schweregrad seiner Erkrankung sowie über die Wirkung und Nebenwirkung der einzelnen Behandlungsverfahren. Hierzu gehört auch, dass nach einer stationären Behandlung ein Exemplar des Berichts an den Patienten übersandt wird. Nur so ist gewährleistet, dass beim Patienten jederzeit genaue Informationen über die Erkrankung vorliegen.

Regelmäßige Kontrollen

Nicht bei jedem Patienten wirkt sich eine Verschlechterung des Befundes am Herzen direkt auf sein körperliches Befinden aus. Um frühzeitig gegensteuern zu können, sollten daher regelmäßige, ausführliche Kontrolluntersuchungen einschließlich Blutabnahme sowie Ruhe- und Belastungs-EKG in Abständen von 6–12 Monaten durchgeführt werden. Abweichungen von diesem Grundrhythmus ergeben sich abhängig vom Beschwerdebild des Patienten. Auch Ergebnisse früherer Untersuchungen und das Ausmaß der Durchblutungsstörung sind für die Planung der weiteren Kontrollen wichtig. Bei diesen Kontrollen sollte aufmerksam auf die optimale Behandlung der Risikofaktoren (hoher Blutzucker, Bluthochdruck etc.) geachtet werden, um eine Verschlechterung der Erkrankung zu verhindern.

Medikamentöse Behandlung

Zur Behandlung der koronaren Herzerkrankung stehen heute eine ganze Reihe sehr gut wirksamer Medikamente zur Verfügung. Von den Untersuchungsergebnissen und dem Beschwerdebild macht der Arzt es abhängig, welche dieser Substanzen in welcher Dosierung und in welcher Kombination eingesetzt werden. Die Entscheidung zum Einsatz des einen oder anderen Medikaments liegt nach wie vor beim Arzt. Er ist jedoch auf die aktive Mitarbeit des Patienten angewiesen, wenn er die Behandlung optimal gestalten soll. Deshalb ist es wichtig, wenn auch der Patient über grundlegende Zusammenhänge der medikamentösen Behandlung der Durchblutungsstörung des Herzens informiert ist.

Ein in der täglichen Praxis vernachlässigtes Thema sind die typischen Nebenwirkungen der eingesetzten Medikamente.

Der Patient sollte bei der Einnahme von für ihn neuen Wirkstoffen über unerwünschte Wirkungen informiert sein. Dann kann angemessen reagiert werden, wenn diese auftreten. Die Beipackzettel geben zwar umfassend über alle möglichen Reaktionen Auskunft, lassen den Patienten jedoch darüber im Unklaren, wie häufig und wie schwer diese Nebenwirkungen sind. Es findet sich auch keine zusammenfassende Bewertung des Verhältnisses zwischen Nutzen und Risiko einer Anwendung. Meist ist außerdem die Information in "Fachchinesisch" gehalten. Im Folgenden sind nur die häufigeren und besonders typischen Nebenwirkungen aufgezeigt. Die am häufigsten eingesetzten Medikamente lassen sich in wenige Gruppen einteilen:

Nitrate

(Isosorbid-Di-Nitrat, Isosorbid-Mono-Nitrat, Glycerol-Tri-Nitrat)
Die Nitrate werden bereits seit ca. 100 Jahren in der Therapie der Durchblutungsstörung des Herzens eingesetzt. Sie entfalten ihre Wirkung hauptsächlich an den Venen, durch die das Blut aus dem Kreislauf zum Herzen zurückfließt. Nitrate bewirken eine Erweiterung der Venen mit der Folge, dass das Blut nun langsamer zum Herzen zurückfließt. Hierdurch sinkt auch der Druck in den Venen. Dies lässt sich anschaulich am Beispiel eines Flusses verdeutlichen, der an Engstellen schnell, an sehr weiten Stellen hingegen träge fließt. Durch den verminderten Rückstrom des Blutes zum Herzen wird das Herz von seiner Pumparbeit entlastet und verbraucht weniger Sauerstoff.

Übersicht: Die wichtigsten Medikamente bei Durchblutungsstörung des Herzens

- **ASS (Acetylsalicylsäure)**
  Verhindert das Verkleben der Blutplättchen in den Herzkranzadern. Muss dauerhaft eingenommen werden.
- **Tiklyd/Clopidogrel**
  Verhindert das Verkleben der Blutplättchen in den Herzkranzadern. Wird meist für 4 Wochen nach Stenteinpflanzung in eine Herzkranzader eingesetzt.
- **Beta-Blocker (β-Blocker)**
  Verringern Herzrhythmusstörungen. Verbessern die Herzdurchblutung.
- **ACE-Hemmer**
  Entlasten das Herz. Senken den Blutdruck.
- **Calciumantagonisten**
  Verbessern die Herzdurchblutung. Senken den Blutdruck.
- **Nitrate**
  Lindern Herzschmerzen bei Durchblutungsstörung.

Ein weiterer Vorteil besteht in der Verbesserung der Durchblutung der Herzkranzgefäße. Durch den verminderten Rückstrom sinkt nämlich auch der Druck im Herzen zum Zeitpunkt der Füllung der Herzkammern. In dieser Füllungsphase fließt auch das Blut von der Hauptschlagader in die Herzkranzgefäße. Der Druck, der in den Herzkammern herrscht, wirkt der von außen zum Herzen führenden Durchblutung durch die Herzkranzgefäße entgegen. Sinkt der Herzinnendruck (wie bei der Einnahme von Nitraten), so verbessert sich die Durchblutung. Steigt der Herzinnendruck (wie bei einer Herzmuskelschwäche), so verschlechtert sich die Durchblutung des Herzens.

Zusätzlich weisen die Nitrate eine direkte Wirkung auf die Herzkranzgefäße auf. Es kommt durch eine Erweiterung der Gefäße zu einem gesteigerten Blutfluss. Diese Wirkung steht jedoch nicht im Vordergrund.

Die genannten Eigenschaften der Nitrate bewirken eine größere Leistungsfähigkeit. Die Grenze, ab der es zu Beschwerden wie Luftnot oder Angina pectoris (Brustenge) kommt, wird verschoben. Voraussetzung hierfür ist, dass die Medikamente regelmäßig genommen werden. Schon während einer einmaligen Pause ist die Entlastung für das Herz nicht mehr vorhanden.

Bei langwirksamen Nitraten reicht die einmalige Einnahme am Morgen aus. Diese Präparate haben meist den Zusatz "retard" im Namen. Die "Mono"-Nitrate wirken ebenfalls lang. Bei mittellang wirksamen Nitraten ist eine zweimalige Einnahme erforderlich. Dies sind die "Di"-Nitrate. Am besten werden die Tabletten morgens und mittags eingenommen. Damit ist die aktive Zeit bis zum frühen Abend abgedeckt.

Sehr kurz wirksame Nitrate werden nur bei Bedarf, d. h. beim Auftreten von Herzbeschwerden verwendet. Sie werden in Form von Sprays oder Zerbeißkapseln angeboten. Die Wirkung tritt innerhalb weniger Minuten ein. Das Nitrospray oder die Zerbeißkapseln sollten immer beim Auftreten von Angina pectoris oder Luftnot eingesetzt werden, wenn diese nicht von allein in wenigen Minuten zurückgehen. Sie können auch vorbeugend verwendet werden, wenn eine Belastung ansteht, die üblicherweise zum Auftreten von Beschwerden führt. Dies kann z. B. das Hinauftragen der Einkäufe in die im Obergeschoss gelegene Wohnung sein.

Nitrate sind sehr wirksame Medikamente. Diese Wirksamkeit kann allerdings nachlassen, wenn sich das Medikament ununterbrochen im Kreislauf befindet. Gibt man Nitrate als Dauerinfusion über 24 h am Tag, so ist nach 2 Tagen kaum noch eine Wirkung des Nitrats nachweisbar. Ähnlich verhält es sich, wenn Retardpräparate eines Nitrats so eingenommen werden, dass ununterbrochen das Medikament im Kreislauf vorhanden ist. Das wäre z. B. der Fall, wenn morgens *und* abends je eine Tablette des Retardnitrats eingenommen würde. Der Kreislauf gewöhnt sich an das Nitrat und reagiert nicht mehr darauf.

Dieser Wirkungsverlust der Nitrate ist natürlich unerwünscht. Er lässt sich jedoch einfach verhindern. Wenn für wenige Stunden am Tag kein Nitrat im Blut vorhanden ist, kann sich der Kreislauf erholen. Die nächste Tablette trifft dann wieder auf einen "ausgeruhten" Kreislauf und kann die volle Wirkung entfalten. Aus diesem Grund ist die Einnahme von mittellang wirksamen Nitraten am Morgen und am Mittag vorteilhaft. So kann am späten Abend und in der Nacht die wichtige "Pause vom Nitrat" eingelegt werden. Bei den langwirksamen Nitraten ("Retard") reicht eine morgendliche Tablette aus.

♥ Nitrate
Vorteile: Lindert die Schmerzen bei Durchblutungsstörung des Herzens. Als Notfallmedikament geeignet. Wenig Nebenwirkungen.
Nachteile: Kann Kopfschmerzen verursachen.

Anfänglich können nach der Einnahme von Nitraten Kopfschmerzen auftreten. Diese sollten nicht sofort zur Beendigung der Behandlung führen. Die Kopfschmerzen verschwinden häufig nach einer Eingewöhnungsphase von wenigen Tagen. Nur selten werden Nitrate überhaupt nicht vertragen. Häufig gelingt es durch den Einsatz der langwirksamen Nitrate, die nur langsam ins Blut übergehen, die Kopfschmerzen zu vermeiden.

Eine weitere Nebenwirkung der Nitrate besteht in der Senkung des Blutdrucks. Meist spielt dies für das Befinden keine Rolle. Nur in seltenen Fällen sinkt der Blutdruck so tief ab, dass

Schwindel auftritt. Eine Verminderung der Dosis kann hier Abhilfe schaffen. Wenige Patienten reagieren mit einer rasch auftretenden Rötung der gesamten Haut, die auf eine gesteigerte Durchblutung zurückzuführen ist. Sie ist an sich harmlos und verschwindet nach kurzer Zeit. Auch durch die langfristige Einnahme von Nitraten werden keine dauerhaften Schädigungen bewirkt. Wenn sie also gut vertragen werden, dann sind auch keine Nebenwirkungen zu fürchten.

Nitratähnliche Substanzen

Molsidomin (in Corvaton, Duracoron etc.) wirkt ähnlich wie die Nitrate. Es kann insbesondere dann eingesetzt werden, wenn Nitrate nicht vertragen werden. Manche Patienten bekommen nicht nur am Tag bei köperlicher Aktivität Brustschmerzen, sondern auch nachts. Hier ist es hilfreich, wenn zur Nacht ein langwirksames Molsidominpräparat eingenommen wird. Diese Präparate tragen im Namen den Zusatz "Retard".

Als Nebenwirkungen sind, wie bei den Nitraten, Kopfschmerzen beschrieben, die nach einigen Tagen verschwinden. Der Blutdruck sinkt. Sehr selten ist der Blutdruckabfall so stark, dass es zu Kollapszuständen kommt. In diesen Fällen muss die Dosis reduziert oder das Medikament ganz abgesetzt werden.

Im Tierversuch hat die Gabe von extrem hohen (beim Menschen nicht angewandten) Dosierungen von Molsidomin Krebs hervorgerufen. Solange die Übertragbarkeit dieser Befunde auf den Menschen nicht geklärt ist, bleibt allerdings ein Verdacht krebserregender Wirkungen bestehen.

Calciumantagonisten, Calciumkanalblocker

(Verapamil, Diltiazem, Gallopamil, Nifedipin, Nisoldipin, Nitrendipin, Amlodipin, Felodipin etc.)

Calcium wird für die Arbeit der Muskeln benötigt. Es gelangt über kleine Kanäle in die Muskelzellen. Die Calciumantagonisten entfalten ihre Wirkung über eine Blockierung dieser Kanäle. Gelangt weniger Calcium in die Zellen, wird die Kraft, mit der die

Muskelarbeit geschieht, gleichsam heruntergedreht. Auch die Blutadern haben in der Wand Muskelzellen, mit der die Weite der Ader an verschiedene Anforderungen angepasst werden kann.

An den Arterien, den vom Herzen wegführenden Blutadern, entspannt sich die Wand der Ader, wenn weniger Calcium in die Zellen einströmt. Der für den Blutfluss zur Verfügung stehende Durchmesser der Ader wird größer. Durch die Erweiterung der Arterien sinkt der Widerstand, gegen den das Herz das Blut pumpen muss. Die Folge ist, dass der Blutdruck sinkt. Dadurch wird die Herzarbeit und damit auch der Sauerstoffbedarf des Herzens gesenkt. Diese Wirkung wird auch an den das Herz versorgenden Blutadern, den Herzkranzgefäßen beobachtet. Die erweiterten Herzkranzgefäße lassen einen größeren Blutfluss zu. Die Durchblutung des Herzens wird verbessert.

Besonders vorteilhaft ist die Anwendung von Calciumantagonisten, wenn wiederholte Krämpfe an den Herzkranzadern eine schmerzhafte Durchblutungsstörung des Herzens verursachen. Diese Krämpfe führen immer wieder zu einer vorübergehenden Einengung der Herzkranzadern. Sie lösen sich nach Gabe eines Calciumantagonisten auf. Wenn das Medikament langfristig eingenommen wird, kann das Auftreten von Krämpfen an den Adern verhindert werden.

Einige Wirkstoffe (Gallopamil, Verapamil oder Diltiazem) senken außerdem den Puls. Dies hat zur Folge, dass der Sauerstoffbedarf abnimmt. Andere Calciumantagonisten dagegen steigern sogar die Pulsfrequenz (z. B. Nifedipin). Sie sind daher zur Behandlung der Durchblutungsstörung des Herzens nicht so gut geeignet. Ihr Haupteinsatzgebiet ist die Behandlung des Bluthochdrucks, der arteriellen Hypertonie. Wieder andere Wirkstoffe (Isradipin, Amlodipin, Felodipin) haben keine oder nur eine sehr geringe Auswirkung auf die Pulsfrequenz.

Auch bei den Calciumantagonisten gibt es kürzer und länger wirkende Wirkstoffe. Die kurz Wirkenden (Gallopamil, Nifedipin, Diltiazem, Verapamil) müssen 2- bis 3-mal pro Tag eingenommen werden. Langwirksame Calciumantagonisten (Isradipin, Nisoldipin) müssen nur 1- bis 2-mal pro Tag eingenommen werden. Noch länger wirkende Vertreter dieser Gruppe müssen nur 1-mal täglich eingenommen werden (Felodipin, Amlodipin). Wird eine stärkere Wirkung gewünscht, so wird die Dosis erhöht. Die Häufigkeit der Einnahme bleibt jedoch gleich.

Die häufigsten Nebenwirkungen der Calciumantagonisten sind Kopfschmerzen, Müdigkeit und Schwindel. Relativ häufig wird nach Einnahme von Verapamil, Gallopamil oder Diltiazem auch ein träger Stuhlgang, seltener auch Übelkeit beobachtet. Diese Nebenwirkungen treten seltener bei den langwirksamen Calciumantagonisten auf.

Die kurz wirksamen Calciumantagonisten vermindern die Herzkraft. Bei ansonsten guter Funktion der Herzkammern ist dies nicht weiter von Bedeutung. Ist es jedoch durch einen vorausgegangenen großen Herzinfarkt zu einer erheblichen Beeinträchtigung der Herzleistung gekommen, so kann die Einnahme von Calciumantagonisten zu einer weiteren Verschlechterung der Herzleistung führen, die dann nicht mehr ausgeglichen werden kann.

♥ **Calciumantagonisten**
Vorteile: Senken den Blutdruck. Verbessern die Herzdurchblutung.
Nachteile: Sie können den Puls verlangsamen und eine Herzschwäche verschlimmern. Können zu Verstopfung führen.

Treten also unter der Behandlung häufiger Episoden mit Belastungsluftnot bzw. ein Leistungsknick auf, so ist die Dosis zu reduzieren oder das Medikament ganz abzusetzen. Eine Rücksprache beim behandelnden Arzt ist erforderlich. Meist wird in diesen Fällen ein langwirksames Medikament aus dieser Gruppe (z. B. Amlodipin) gut vertragen, da es die Herzkraft nicht vermindert.

Die Erregungsleitung des Herzens, die für einen regelmäßigen und ausreichend schnellen Herzschlag nötig ist, kann durch Calciumantagonisten beeinträchtigt werden (besonders durch Gallopamil, Verapamil und Diltiazem). Die weiter unten erwähnten β-Blocker haben die gleiche Wirkung. Calciumantagonisten und β-Blocker sollen daher nicht kombiniert werden.

Sonst kann es zu einem extremen Abfall der Pulsfrequenz kommen auf Werte bis 30 Schläge pro Minute oder darunter. Dies kann auch zu einer Ohnmacht führen. Selbstverständlich darf die Einnahme des Medikaments in diesem Fall nicht weiter fortgeführt werden.

In der Klinik wird zur Vermeidung solcher Nebenwirkungen häufig vor und 90 min nach der erstmaligen Einnahme von Gallopamil oder Verapamil ein EKG geschrieben, um mögliche Auswirkungen auf die Erregungsleitung des Herzens frühzeitig zu erkennen. Wird die erste Tablette vertragen, so kann mit der langfristigen Einnahme begonnen werden. Weitere Kontrollen sind diesbezüglich dann nicht mehr notwendig.

Beta-Blocker (β-Blocker)

(Metoprolol, Atenolol, Bisoprolol, Carvedilol etc.)

Die Herzfrequenz, die Herzkraft und der Durchmesser der Blutadern unterliegt – wie die Funktionen anderer Organe – der Steuerung durch das Nervensystem. Die vom Gehirn ausgehenden Reize werden über die Nervenbahnen zum Herz geleitet. Dort finden sich verschiedene Empfangsstellen. Sie heißen Rezeptoren. Ein Teil dieser Rezeptoren sind die β-Rezeptoren. Über diese β-Rezeptoren werden die Stresssignale an das Herz übermittelt. Werden die β-Rezeptoren durch Nervenreize angeregt, so führt dies im Herzmuskel zu einer Steigerung der Muskelkraft und zu einer Beschleunigung des Herzrhythmus.

β-Rezeptorenblocker oder kurz β-Blocker verhindern den Übertritt dieser anfeuernden Nervenreize auf das Herz. Es kommt zu einem niedrigeren Pulsschlag und damit zu einem niedrigeren Sauerstoffbedarf des Herzens. Allerdings nimmt die Herzkraft ebenfalls ab. Dies ist beim gut funktionierenden Herzmuskel nicht von großer Bedeutung. Es kann aber zum Problem werden, wenn die Herzleistung schon vorher eingeschränkt ist. Eine weitere Hauptwirkung ist die Erweiterung der Arterien. Dadurch sinkt der Blutdruck, und die Arbeit, die vom Herz geleistet werden muss, um den Blutdruck aufrecht zu erhalten, sinkt ebenfalls.

In Deutschland werden rund 20 β-Blocker in 90 Zubereitungen angeboten. Die einzelnen Wirkstoffe unterscheiden sich in der Dauer ihrer Wirkung, ihrer Verstoffwechslung und ihrer Ausscheidung. Sie unterscheiden sich auch im hauptsächlichen Ansatzpunkt. Manche β-Blocker wirken mehr auf das Herz. Andere entfalten eine größere Wirkung auf die Adern.

Die Medikamente müssen zwischen 1- und bis zu 6-mal pro Tag eingenommen werden. Die langwirksamen Präparate sind vorzuziehen, da hiermit ein gleichmäßiger Wirkstoffspiegel im Blut erreicht wird. Außerdem ist die Einnahme einfacher. Welcher β-Blocker für den jeweiligen Patienten in Frage kommt, muss vom Arzt im Einzelfall entschieden werden.

> ♥ β-Blocker
> **Vorteile:** Senken den Blutdruck. Verbessern die Herzdurchblutung. Verlängern das Leben nach einem Herzinfarkt.
> **Nachteile:** Sie können den Puls verlangsamen und eine Herzschwäche verschlimmern. Können bei chronischer Bronchitis zu Atemnot führen.

Für die β-Blocker ist eindeutig nachgewiesen, dass sie nach einem Herzinfarkt das Leben verlängern. Deshalb sollten alle Patienten, die einen Herzinfarkt erlitten haben, einen β-Blocker einnehmen. Auch wenn durch einen Herzinfarkt die Herzleistung erheblich eingeschränkt ist, braucht man nicht auf einen β-Blocker zu verzichten. Es ist aber wichtig, dass in diesen Fällen mit einer sehr niedrigen Dosis begonnen wird. Die Dosis kann dann vorsichtig im Wochenrhythmus angehoben werden. Durch die Absenkung der Herzfrequenz und die Verringerung der Herzkraft wird der Sauerstoffbedarf des Herzens vermindert. Dies wirkt sich langfristig günstig aus. Die modernen Vertreter dieser Substanzgruppe entlasten das Herz durch eine gleichzeitige Erweiterung der Adern im Körperkreislauf (Carvedilol).

Die meisten Nebenwirkungen der β-Blocker werden ebenfalls über eine Hemmung der Nervenempfangsstellen, der β-Rezeptoren vermittelt. β-Rezeptoren finden sich nämlich nicht nur an Herz und Blutadern, sondern auch in anderen Organen. Am Auge kann es so zu einer Einschränkung des Tränenflusses führen, der v. a. für Kontaktlinsenträger bedeutsam ist. Die Aktivität der Speicheldrüsen kann nachlassen, wodurch es zu Mundtrockenheit kommt. Der Stoffwechsel wird beeinflusst. Ein bestehender, erhöhter Blutzucker (Diabetes mellitus) kann verschlechtert werden. An der Lunge werden die Luftwege, die Bronchien enger. Besonders bei Patienten, die auch an Asthma bronchiale oder an einer chronischen Entzündung der Atemwege leiden, kann sich Luftnot einstellen. An der Haut sind seltene Überempfindlichkeitsreaktionen beschrieben, die sich nach dem Absetzen des Medikaments bessern.

Am Herzen können ebenfalls ungewünschte Wirkungen auftreten. Besonders wenn eine Vorschädigung des Erregungsleitungssystems im Herzen vorhanden ist, kann sich der Herzschlag extrem verlangsamen, sodass Schwindel oder gar eine Ohnmacht auftreten. Die dämpfende Wirkung auf die Herzmuskelkraft kann zu einer Verschlechterung einer bereits bestehenden Herzleistungsschwäche führen. Treten kurze Zeit nach dem Beginn einer β-Blockerbehandlung Schwindel oder Luftnot auf, so ist unbedingt der Arzt aufzusuchen, damit geklärt werden kann, ob der β-Blocker die Ursache ist.

Bei Patienten, die gleichzeitig an einer Verengung der Blutadern der Arme oder Beine leiden, können die daraus resultierenden Durchblutungsstörungen verstärkt werden. Dies muss man sich so vorstellen, dass durch die Erweiterung von gesunden Adern im gleichen Bein oder Arm der Blutfluss von den verengten Adern (die durch den β-Blocker nicht erweitert werden können) weggeleitet wird.

Die verlangsamende Wirkung auf die Herzfrequenz und die Schwächung der Herzkraft wurde auch bei einigen Calciumantagonisten geschildert (Gallopamil, Verapamil, Diltiazem). Deshalb ist eine Kombination von β-Blockern mit diesen Substanzen unsinnig und sogar gefährlich. Andere Calciumantagonisten wie z. B. Nifedipin oder Nisoldipin können dagegen problemlos mit β-Blockern kombiniert werden.

Acetylsalicylsäure, ASS

Acetylsalicylsäure (ASS, auch bekannt unter dem ursprünglichen Handelsnamen Aspirin) wird weltweit eingesetzt als leichtes Schmerzmittel. Weniger bekannt ist seine hemmende Wirkung auf die Funktion der Blutplättchen (Thrombozyten), die für die Blutgerinnung wichtig sind. Durch den Einsatz von ASS wird die Zusammenballung von Blutplättchen behindert.

Am Herzen wird dadurch der plötzliche, durch Blutplättchen vermittelte Verschluss einer vorgeschädigten Herzkranzader verhindert. Alle Patienten mit einer Durchblutungsstörung am Herzen oder mit erheblichen Wandveränderungen der Adern am Herzen werden daher mit ASS behandelt. Eine Ausnahme sollte nur gemacht werden, wenn ernste Nebenwirkungen zu befürchten sind.

Patienten mit einer Durchblutungsstörung des Herzens, die ASS einnehmen, erleiden weniger häufig einen Herzinfarkt, als Patienten ohne ASS. Auch der Verschluss von Herzkranzgefäßen nach einer Erweiterung durch Ballonkatheter (Ballondilatation) ist seltener unter ASS.

ASS ist sogar in der Lage, im Falle eines plötzlichen kompletten Verschlusses einer Herzkranzader das Gerinnsel in der Ader wieder aufzulösen. Deshalb wird ASS auch in der Behandlung des Herzinfarkts eingesetzt.

♥ **ASS, Acetylsalicylsäure**
Vorteil: Verringert das Herzinfarktrisiko.
Nachteil: Kann Magenentzündungen und Magengeschwüre hervorrufen.

ASS greift die Magenschleimhaut an. Bei einer nicht unerheblichen Zahl von Patienten treten Magenschleimhautentzündungen oder sogar Magengeschwüre auf. Diese können Quelle einer schweren Blutung werden. Bei Magenbeschwerden, die unter der Einnahme von ASS in Erscheinung treten, sollte daher der Arzt informiert werden, damit ein möglicher Zusammenhang mit der ASS-Einnahme geklärt und ggf. ein Medikament zum Schutz der Magenschleimhaut gegeben werden kann.

Ein allergisches Asthma kann sich nach Einnahme von ASS verschlechtern. Erfahrungsgemäß haben aber nur sehr wenige Patienten in dem Alter, in dem Durchblutungsstörungen am Herzen auftreten, ein allergisches Asthma. Meist handelt es sich um eine chronische Entzündung der Atemwege, die durch das Zigarettenrauchen hervorgerufen ist. Bei diesen Patienten bestehen keine Bedenken gegen die Einnahme von ASS.

Wegen der geschilderten Nebenwirkungen wurden Untersuchungen mit immer kleineren Dosierungen von ASS durchgeführt. Heute gilt als gesichert, dass schon 100 mg pro Tag genauso gut wirken wie 500 mg, der lange üblichen Dosierung. Früher wurden sogar bis zu 3 Tabletten à 500 mg gegeben. Entsprechend geringer ist die Zahl der Patienten mit Magenbeschwerden geworden.

Es wurde vorgeschlagen, dass schon Gesunde vorsorglich ASS einnehmen sollten, um das Auftreten eines Herzinfarkts zu verhindern. Dies ist nicht sinnvoll, da ASS auch unangenehme Nebenwirkungen aufweist, die man erst in Kauf nehmen sollte, wenn die Behandlung notwendig ist und die Risiken der Behandlung geringer sind als der erwartete Nutzen.
Wird ASS nicht vertragen, so kann alternativ Ticlopidin oder Clopidogrel angewandt werden.

Ticlopidin

Ticlopidin wird bei der Durchblutungsstörung des Herzens eingesetzt, wenn ASS wegen erheblicher Nebenwirkungen nicht vertragen wird. Es bewirkt ebenso wie ASS eine verringerte Verklumpung der Blutplättchen und weist damit die gleichen Vorteile für Patienten mit Herzdurchblutungsstörungen auf wie ASS. Der Angriffspunkt des Medikaments an den Blutplättchen ist jedoch ein anderer. Es unterscheiden sich auch die Nebenwirkungen von denen, die bei ASS beobachtet werden.

Magenschleimhautentzündungen oder Magengeschwüre treten sehr viel seltener nach Einnahme von Ticlopidin auf als unter ASS. Wegen der erhöhten Blutungsneigung, die durch Ticlopidin hervorgerufen wird, ist jedoch die Einnahme bei akuten Magengeschwüren auszusetzen. Eine gefürchtete Nebenwirkung von Ticlopidin ist eine Störung der Blutbildung. Hiervon können alle Blutzellen betroffen sein. Da dies eine sehr ernste Nebenwirkung darstellt, muss vor dem Beginn der Behandlung mit Ticlopidin das Blutbild im Labor überprüft werden.

> ♥ **Ticlopidin**
> **Vorteil:** Verringert das Herzinfarktrisiko. Kann auch bei ASS-Unverträglichkeit eingesetzt werden.
> **Nachteil:** Kann Blutbildveränderungen hervorrufen, deshalb nur Reservepräparat.

Während der ersten 3 Monate sind in zweiwöchigen Abständen Kontrollen erforderlich, um frühzeitig eine Blutbildungsstörung erkennen zu können. Beim Auftreten von Fieber, Mundschleimhautgeschwüren und Halsentzündungen sowie großen blauen Flecken (Hämatomen) sollte die Blutkontrolle sofort erfolgen. Ein weiteres Medikament, das die Blutplättchen am Verkleben hindert, ist das Clopidogrel.

Clopidogrel

Clopidogrel wirkt auf einem anderen Weg als Ticlopidin und ASS auf die Blutplättchen. Es hemmt ebenfalls das Anhaften der Blutplättchen an die rauhe Oberfläche von kranken Adern. Die Wirksamkeit ist größer als die von ASS. Für die Dauerbehandlung wird es eingesetzt, wenn wegen Nebenwirkungen das ASS nicht verwendet werden kann. Nach einer Stentbehandlung an den Herzkranzgefäßen wird es für ca. 4 Wochen zusätzlich zu ASS gegeben. Stents bewirken als Fremdkörper in den ersten Wochen nach dem Einsetzen eine größere "Verklebungsfreudigkeit" der Blutplättchen. Wenn nach dieser Zeit der Stent eingewachsen ist, kann Clopidogrel abgesetzt werden.

Durch die Hemmung der Blutplättchen besteht eine vermehrte Blutungsneigung. Clopidogrel sollte daher nicht angewandt werden, wenn Magengeschwüre vorliegen. Die Blutbildung kann durch Clopidogrel in Mitleidenschaft gezogen werden. Prinzipiell können alle Blutzellen betroffen sein. Diese Nebenwirkung wurde bisher nur sehr selten beobachtet. Gelegentlich können Übelkeit oder Juckreiz auftreten.

> ♥ Clopidogrel
> **Vorteil:** Verringert das Herzinfarktrisiko nach Stenteinpflanzung. Kann auch bei ASS-Unverträglichkeit eingesetzt werden.
> **Nachteil:** Sehr teuer.

Regelmäßige Vorstellung beim Herzspezialisten

In regelmäßigen Abständen sollte ein Herzspezialist (Kardiologe) zu Kontrolluntersuchungen aufgesucht werden. Hier können bei besonders gelagerten Fällen zusätzliche Untersuchungen durchgeführt werden, die nicht in jeder Praxis möglich sind (z. B. Echokardiographie = Herzultraschall). Der Zeitabstand zwischen den Untersuchungen hängt von der Schwere der Erkrankung ab. Meist werden 6 Monate bis zu einem Jahr angestrebt.

Aufweitung oder Wiedereröffnung erkrankter Herzkranzgefäße mittels Herzkathetertechniken

Bis 1978 war die einzig mögliche Behandlung von Patienten mit einer Durchblutungsstörung des Herzens, die nicht mehr ausreichend auf Medikamente ansprachen, die Bypassoperation ("bypass" = englisch für Umgehung). Sie wird seit den 1960er Jahren durchgeführt. Hierbei wird das Blut durch eine Vene oder eine Arterie an der Engstelle der Herzkranzader vorbei geführt. Heutzutage werden mehr und mehr Herzkranzgefäße mit Herzkathetertechniken erweitert oder wiedereröffnet. Der Anteil der Patienten, die mit dieser Methode behandelt werden können, ist schon auf mehr als die Hälfte angestiegen. Das heißt, die Hälfte derjenigen Patienten, die mit Medikamenten allein nicht mehr auskommen, muss nicht mehr operiert werden, sondern kann mit den weniger eingreifenden Herzkathetertechniken behandelt werden. Die einzelnen Techniken, die sich bis heute etabliert haben, sind:

Ballondehnung (Ballondilatation, PTCA)

Durch die Herzkatheteruntersuchung wird die Diagnose einer Durchblutungsstörung des Herzens gesichert. Man kann eindeutig feststellen, an welchen Stellen sich die Engstellen an den Herzkranzadern befinden und wie hochgradig sie sind. Unter bestimmten Voraussetzungen können diese Engstellen durch einen weiteren Herzkathetereingriff, die Ballondehnung oder Ballondilatation, beseitigt werden. Diese Erweiterung der Herzkranzgefäße ist dann vorteilhaft, wenn nur eine Herzkranzader betroffen ist. Aber auch Patienten mit mehr als nur einer Engstelle an den Herzkranzadern können heute mit dem Ballonkatheter behandelt werden.

Die Aufweitung von Herzkranzadern wurde früher überwiegend in einem zweiten Eingriff nach der Herzkatheteruntersuchung durchgeführt. Es musste zunächst der Herzkatheterfilm entwickelt werden. Die verbesserte Monitortechnik mit computergestützter Bildverarbeitung gestattet heute eine exakte Beurteilung der Situation an den Herzkranzadern noch während der Untersuchung. Es ist damit möglich, die Ballondehnung noch im selben Eingriff vorzunehmen.

Der Patient ist während des gesamten Eingriffs wach und völlig orientiert. Ein Beruhigungsmedikament wird in der Regel vorher nicht gegeben. Wie bei der ersten Herzkatheteruntersuchung wird unter örtlicher Betäubung eine Schlagader in der Leiste, in der Ellenbeuge oder am Handgelenk punktiert.

Ein biegsamer Führungsdraht (weniger als 1 mm dick) mit weicher Spitze wird durch die Nadel in die Schlagader vorgeschoben. Die Nadel wird entfernt, und der Draht bleibt in der Ader liegen. Er dient nun als Führungsschiene für die Schleuse. Dies ist eine Kunststoffhülse, die ein Gummiventil an dem Ende aufweist, das noch aus der Haut herausragt. Das Ventil verhindert, dass während der weiteren Untersuchung Blut aus der Schlagader austritt.

Auf den Führungsdraht, der noch immer in der Schlagader liegt, wird nun ein spezieller Herzkatheter, der Führungskatheter (Durchmesser ca. 2– 2,5 mm), aufgefädelt und durch die Hauptschlagader bis zum Herzen vorgeschoben. Der Führungs-

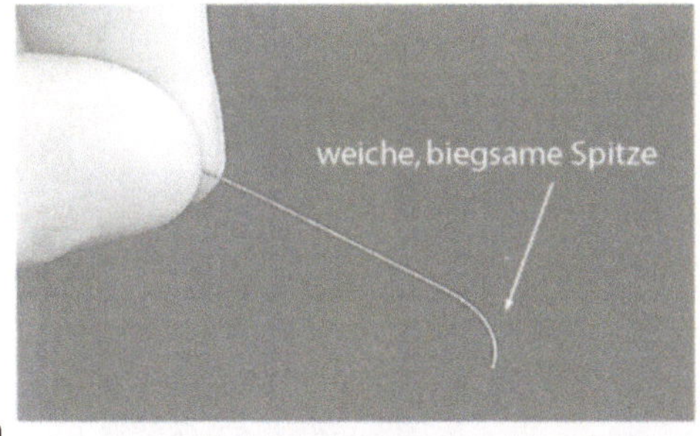

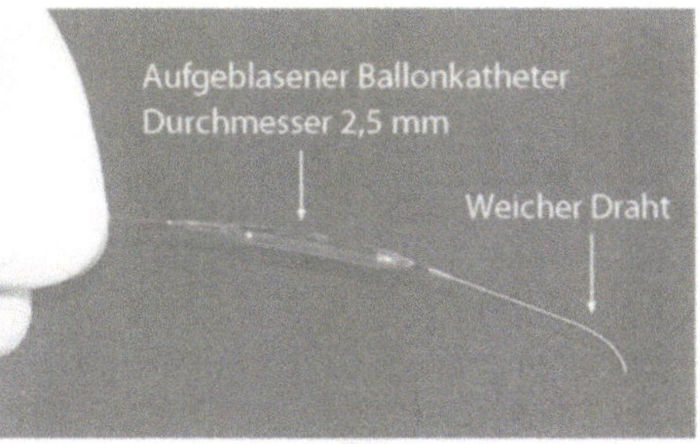

a   b

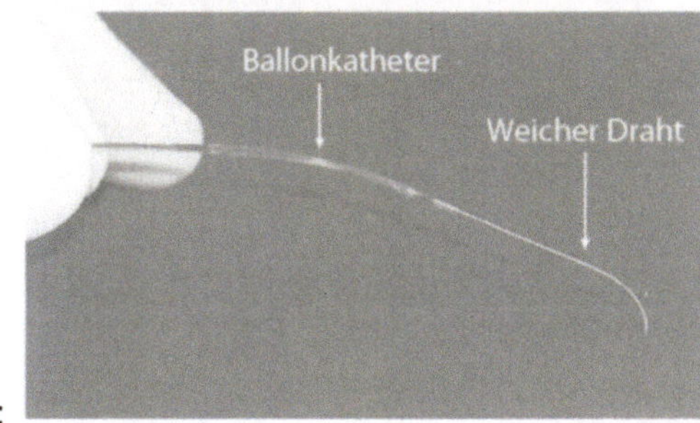

c

Abb. 27a–c.
Ballondehnung von Herzkranzadern.
a: Dreht man den Draht zwischen den Fingern, ändert die weiche, biegsame Spitze ihre Richtung. So gelangt man auch in verwinkelte Seitenäste der Herzkranzadern.
b: Ballonkatheter, noch nicht aufgeblasenen.
c: aufgeblasener Ballonkatheter

draht wird entfernt. Der Katheter wird in den Anfangsteil der erkrankten Herzkranzader platziert. Der Führungskatheter "führt" nun alle weiteren Instrumente direkt zu der erkrankten Herzkranzader.

Durch den Katheter wird nun ein sehr feiner, weicher und biegsamer Draht in die erkrankte Herzkranzader vorgeführt. Dieser Draht ist nur rund 0,3 mm dick. Die vorderen 20 cm des Drahtes sind besonders weich und nachgiebig. Damit ist eine Verletzung der Herzkranzader ausgeschlossen. An der Spitze ist der Draht ein wenig gebogen. Dreht man den Draht, so weist die Krümmung einmal nach rechts, ein andermal nach links. So lässt sich der Draht von außen in die richtige Abzweigung der erkrankten Herzkranzader hinein steuern. Dort wird er bis durch die Verengung der Ader hindurch geschoben (Abb. 27).

Der Draht dient nun als Führungsschiene für den Ballonkatheter (Abb. 27a). Der Ballonkatheter wird auf den Draht aufgefädelt und auf diesem durch den Führungskatheter bis in das Herzkranzgefäß vorgeschoben, sodass der noch nicht aufgeblasene Ballon (Abb. 27b) genau in der Engstelle zu liegen kommt. Die Größe des Ballons wird abhängig von der Weite des Herzkranzgefäßes gewählt (zwischen 2 und 3,5 mm dick und etwa 1–3 cm lang).

Der Ballon schmiegt sich, wenn er nicht aufgeblasen ist (Abb. 27c), dem Ballonkatheter eng an. Um die Lage in der Herzkranzader kontrollieren zu können, ist eine metalldichte Markie-

Abb. 28a–d. **Ballondehnung einer Herzkranzader.** Der weiche Draht, der durch die Engstelle hindurchgeführt wird, dient als Schiene für den Ballonkatheter

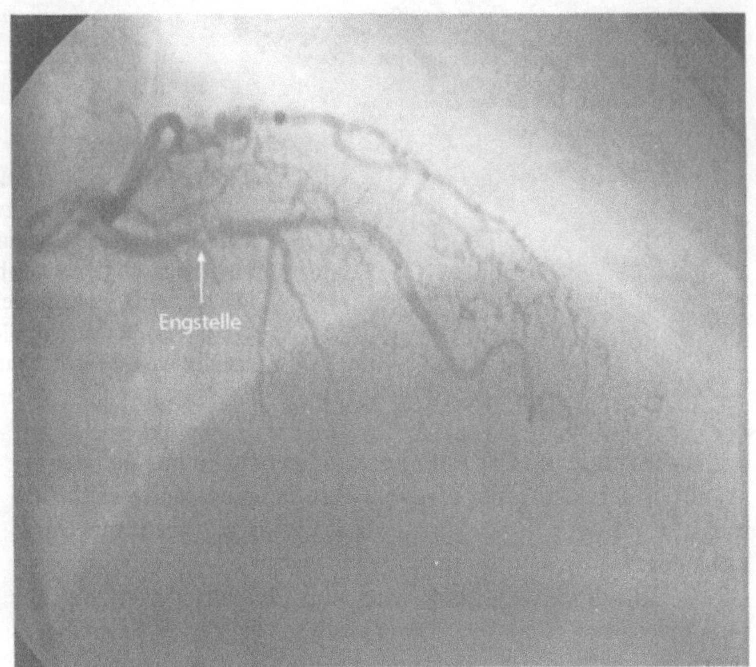

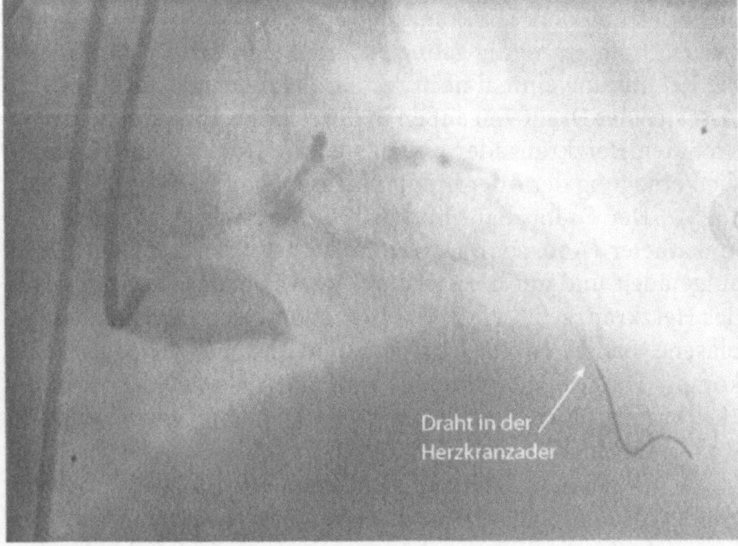

Ballonkatheter
in der Engstelle

c

Nach der Dehnung
normal weit

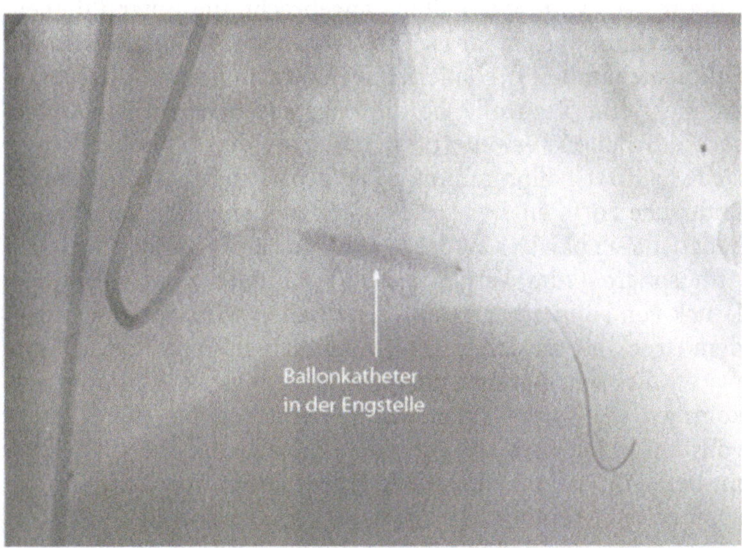

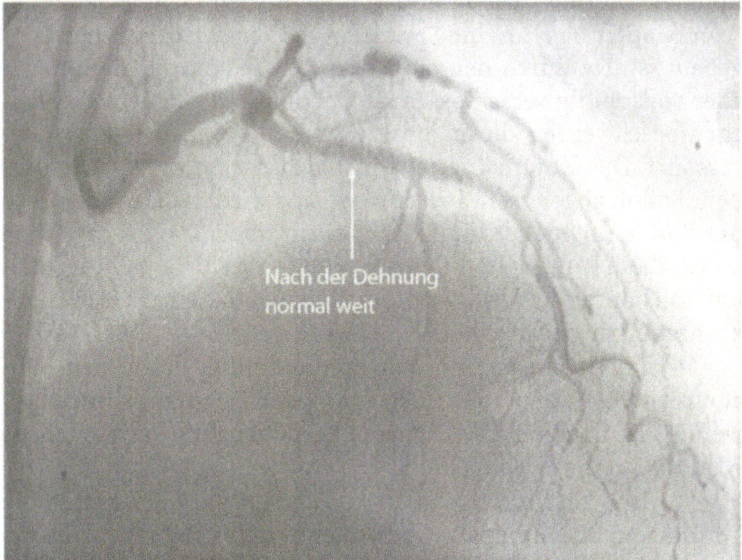

d

rung in der Mitte des Ballons angebracht, die unter Röntgendurchleuchtung sichtbar ist (Abb. 28). Beim Aufblasen wird der Ballon nicht mit Luft, sondern mit Kontrastmittel gefüllt. Dies ermöglicht eine Kontrolle, ob die Engstelle während des Aufblasens des Ballons erweitert wird oder ob der Ballon noch eine Delle hat. Der Ballon nimmt im aufgeblasenen Zustand eine zylindrische Form an. Der Druck, mit dem der Ballon gefüllt wird, liegt bei 6–12 bar. Das ist das 6- bis 12fache des Luftdrucks in der Atmosphäre (zum Vergleich: Ein Autoreifen wird mit einem Druck von rund 2 bar gefüllt). Der Ballon wird mit zunehmendem Druck härter, aber nur unwesentlich größer.

Bei sehr harten und verkalkten Engstellen kann es vorkommen, dass selbst 12 bar nicht ausreichen, um die Engstelle vollständig auf ihre frühere Weite zu dehnen. Hierfür gibt es mittlerweile Ballonkatheter, die einem Druck von bis zu 20 bar standhalten (Abb. 29).

Liegt der Ballon in der richtigen Position, so wird unter Röntgenkontrolle das Kontrastmittel in den Ballon gepumpt. Man benutzt hierfür eine Spritze, in der eine Druckanzeige eingebaut ist. Da durch den aufgeblasenen Ballon die Herzkranzader vollständig verschlossen ist, bekommt der Patient die gleichen Beschwerden, die er sonst während körperlicher Belastung verspürt. Das Kontrastmittel wird nach rund 1 min wieder aus dem Ballon abgelassen. Dieser faltet sich wieder zusammen, und das Blut kann wieder in die Ader einströmen. Die Beschwerden lassen dann innerhalb weniger Sekunden nach. Sobald der Ballon vollständig leer ist, wird der Ballonkatheter aus der Herzkranzader zurückgezogen.

Durch Einspritzen von Kontrastmittel durch den Führungskatheter kann sofort der Erfolg der Dehnung kontrolliert werden. Ist noch eine bedeutsame Resteinengung vorhanden, so wird die Dehnung wiederholt.

Was passiert eigentlich mit dem Material, aus dem die Verdickung und Einengung der Ader besteht? Es wird nicht aus der Ader entfernt. Durch den Ballon wird das in der Gefäßwand befindliche Material plattgedrückt und die Wand des Herzkranzgefäßes insgesamt gedehnt. Ein Zerreißen der Ader ist bei sorgfältiger Auswahl der Ballongröße ausgeschlossen. Häufig kommt

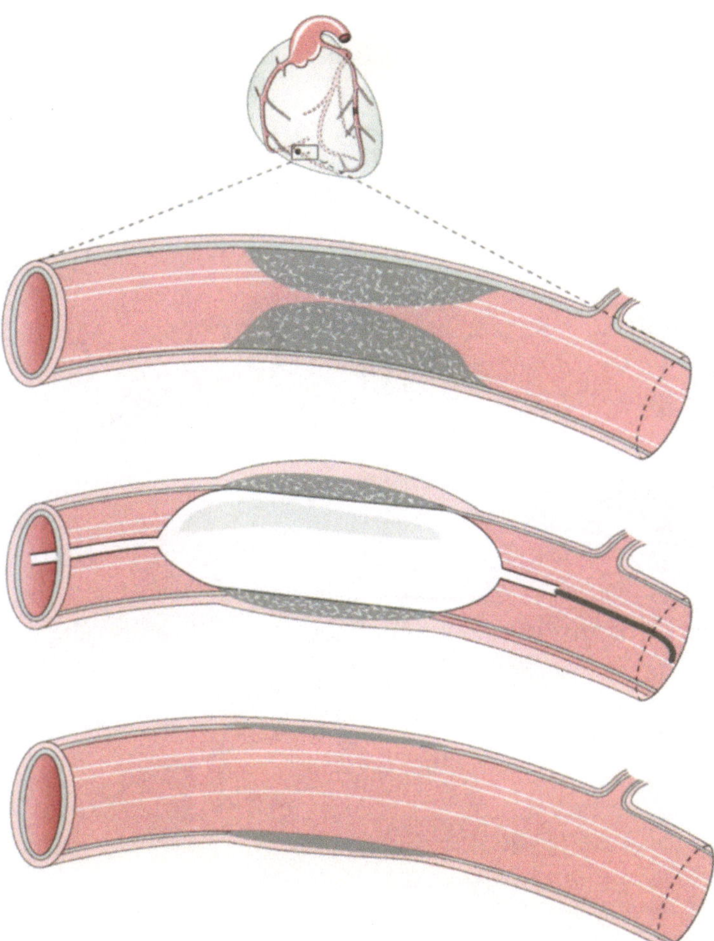

Abb. 29.
Ballondilatation. *Oben* ist eine 90%-ige Verengung einer Herzkranzader dargestellt. In der *Mitte* ist die Erweiterung der Engstelle mit einem Ballonkatheter gezeigt. Die verdickte Innenhaut der Arterie wird platt an die Wand gedrückt. *Unten* sieht man nach der Dehnung die Ader wieder gut durchgängig

es jedoch zu einem Einriss der feinen Innenhaut der Ader. Dies ist meist nicht gefährlich. Ist der Einriss jedoch größer, so kann die in die Ader hineinragende Gefäßinnenhaut zum Verschluss der Herzkranzader führen. Bei rund 3% der Patienten muss mit einem bedeutsamen Einriss der Arterieninnnenhaut gerechnet werden.

Gelingt es dann nicht, durch eine weitere Dehnung die Innenhaut der Ader wieder an die Gefäßwand anzulegen, besteht die Gefahr eines plötzlichen Verschlusses der Ader. Ein Herzinfarkt stünde kurz bevor. Um diesen zu vermeiden, setzt man an die Stelle des Einrisses einen Stent ein. Es handelt sich hierbei um ein sehr feines Metallgitter, das schlauchförmig auf einen Ballonkatheter aufgebracht wurde. Mit dem Ballonkatheter wird es in die erkrankte Ader eingeführt. Dort wird der Ballon entfaltet. Der Stent wird an die Wand der Ader gedrückt und hält so die

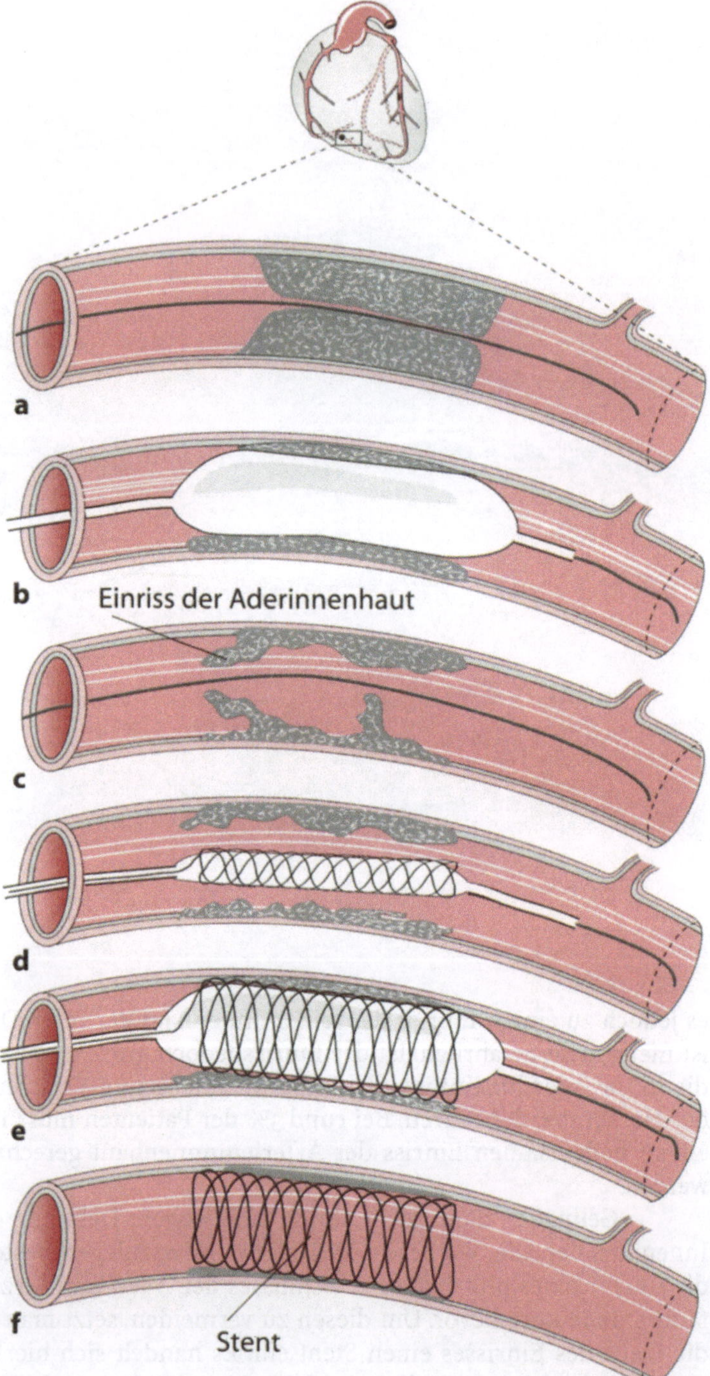

Abb. 30a–f.
Stent. Werden verengte Herzkranzadern (a) mit einem Ballon gedehnt (b), so kann eine Abschilferung der Arterieninnenhaut auftreten (c). Lässt sich diese nicht wieder anlegen, so ist eine Behandlung mit einem Stent erfolgversprechend. Das Drahtgerüst wird im Bereich der Abschilferung auf einem Ballonkatheter aufgeweitet (d und e) und hält dann den Rückstellkräften der Ader stand (f)

lockeren Aderbestandteile fest. Der Ballon wird nun wieder entfernt. Der Stent bleibt in der Ader und hält sie offen (Abb. 30).

Lässt sich ein Stent nicht platzieren, kommen zwei Möglichkeiten in Betracht. Bei großen Herzkranzadern ist nur eine sofortige Bypassoperation sinnvoll, um die Durchblutung in der Ader sicherzustellen. Handelt es sich um eine kleine Herzkranzader, so kann es sein, dass ein Abwarten ohne Bypassoperation die bessere Alternative darstellt. Insgesamt sind komplette Verschlüsse der Herzkranzadern während einer Ballondehnung ein seltenes Ereignis (weniger als 1%). Der Patient muss aber vorher darüber informiert sein, um im Falle eines Falles mit einer notwendigen Bypassoperation einverstanden sein zu können.

Nach jeder Dehnung und nach einer Stenteinpflanzung wird jeweils mindestens eine Kontrollaufnahme angefertigt. Ist die Engstelle beseitigt, so wird der Führungskatheter entfernt. Die Schleuse in der Leiste bleibt noch wenige Stunden liegen. Sollten sich erneute Beschwerden einstellen, kann rasch über die noch liegende Schleuse eine erneute Darstellung der Herzkranzader erfolgen. Sind keine Komplikationen aufgetreten, wird die Schleuse nach ca. 3 h entfernt, und der Patient erhält einen Druckverband. Er muss dann für 12–24 h liegen bleiben. Wurde die Schlagader am Arm als Zugang gewählt, kann der Patient sofort aufstehen. Den Arm sollte er nur sehr wenig bewegen.

> ♥ **Ballondehnung der Herzkranzadern**
> **Vorteile:** Zuverlässige Beseitigung von Engstellen. Herzbeschwerden verschwinden. Mehrmals durchführbar.
> **Nachteile:** Engstellen kehren in 1/3 der Fälle wieder und erfordern eine Nachdehnung.

Die Ergebnisse der Ballondehnung sind sehr gut. Auf Anhieb können über 98% der Verengungen erweitert werden. In den folgenden Monaten tritt bei rund 30% der gedehnten Adern eine erneute Einengung auf. Diese Wiedereinengung ist in den allermeisten Fällen innerhalb der ersten 4 Monate nach dem ersten Eingriff zu beobachten. Sie kann in einem zweiten Eingriff erneut gedehnt werden. Von diesen zum zweiten Mal gedehnten

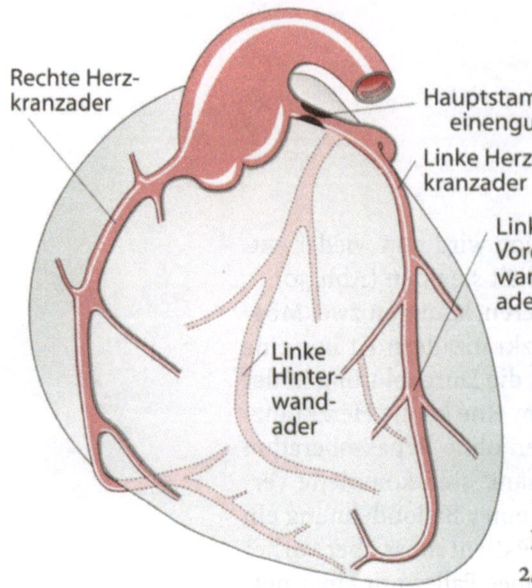

Abb. 31.
Einengung des Hauptstamms der linken Herzkranzader. Eine Dehnung der Engstelle ist an dieser Stelle zu risikoreich. Hier kommt nur eine Bypassoperation in Betracht

Engstellen bleibt ebenfalls der größere Teil offen. Auch mehrmalige Dehnungen sind möglich.

Wenn allerdings der gemeinsame Hauptast der linken Herzkranzader (linker Hauptstamm) verengt ist, birgt die Ballondehnung ein zu hohes Risiko. Es könnte im Rahmen des Eingriffs zu einem kompletten Verschluss des Hauptstamms kommen. Dann wären 2/3 des Herzmuskels von einem Infarkt bedroht. Deshalb muss in diesem Fall eine Bypassoperation empfohlen werden. Auch wenn alle drei Hauptkranzadern Engstellen aufweisen, ist eine Bypassoperation in vielen Fällen einer Ballondehnung vorzuziehen (Abb. 31).

Neben den Komplikationen am Herzen selbst können auch an der Ader, durch die der Katheter eingeführt wurde, Probleme entstehen. In der Leistenschlagader kann sich die Außenhaut der Gefäßwand von der Muskelschicht der Ader abheben. Blut fließt in diesen neu geschaffenen Hohlraum. Es gelangt aber nicht mehr aus der Ader heraus. Eine schmerzhafte Schwellung entsteht. Beim Abhören mit dem Stethoskop fällt ein Strömungsgeräusch auf. Die Abhebung der Aderaußenhaut wird Aneurysma spurium genannt. Sie lässt sich meist durch Druck von außen wieder anlegen. Falls dies allein nicht gelingt, kann versucht werden, das in die Aderwand eingeströmte Blut abzusaugen und dann noch einmal den Druck zu wiederholen.

Es besteht auch die Möglichkeit, ein gerinnungsförderndes Medikament einzuspritzen. Dadurch wird ein weiterer Bluteinstrom verhindert, und die Abhebung kann abheilen. Sind alle diese Versuche erfolglos, muss der Knoten operativ beseitigt werden. Behandelt man die Abhebung nicht, so ist die Blutungsgefahr erhöht. Infektionen werden begünstigt. Eine Operation kann auch notwenig werden, wenn sehr große Nachblutungen auftreten.

Schwerwiegende Komplikationen sind bei der Herzkatheteruntersuchung in 1–5 Fällen pro 1000 zu erwarten. Im Rahmen einer Ballondehnung von Herzkranzadern ist etwa bei 10 von 1000 Patienten eine ernstzunehmende Komplikation zu erwarten, die weiterer Behandlung bedarf.

Wiedereröffnung von älteren Verschlüssen der Herzkranzadern

Vorgeschädigte Herzkranzadern können sich plötzlich durch Zusammenballung von Blutplättchen (Thrombozyten) verschließen. Der von dieser Ader versorgte Herzmuskelteil stirbt ab. Ein Herzinfarkt tritt ein. Die Randgebiete dieses Infarktes werden von den benachbarten Herzkranzgefäßen mit Blut mitversorgt. Allerdings ist diese Umgehungsdurchblutung nicht ausreichend für eine volle Leistungsfähigkeit dieses Teils des Herzens. Aus diesem Grund kann es gewinnbringend sein, das verschlossene Herzkranzgefäß wieder zu eröffnen.

An der Stelle des Herzinfarktes wurde zwar Narbengewebe gebildet, das keine Muskeltätigkeit mehr aufnehmen kann, egal wie stark die Durchblutung ist. Die Durchblutung in den Randgebieten des Infarktes kann aber verbessert werden. Langfristig schneiden diejenigen Patienten besser ab, bei denen die Ader, die den Infarkt verursacht hat, offen ist.

> ♥ Wiedereröffnung von Herzkranzadern
> Je früher ein Versuch unternommen wird, umso größer sind die Erfolgsaussichten.
> Die Herzmuskelfunktion nach Herzinfarkt bessert sich dadurch.

Das Blutgerinnsel (Thrombus) in der verschlossenen Herzkranzader ist in den ersten Monaten noch weich. Im ersten halben Jahr nach dem Verschluss besteht eine gute Chance, die Ader wieder zu eröffnen. Aber auch noch nach Jahren kann es gelingen, den Blutfluss in dieser Ader wieder herzustellen. Ob ein Versuch unternommen werden sollte, hängt davon ab, welche Beschwerden vorliegen, welche weiteren Engstellen vorhanden sind, wie gut die Durchblutung durch Umgehungskreisläufe ist und ob aufgrund des Aussehens der Ader ein Versuch erfolgversprechend erscheint.

Aufbohren mit einem Draht

Für die Wiedereröffnung von Herzkranzadern wird ein spezieller Draht eingesetzt, der genügend steif ist, um durch den Verschluss hindurch zu gelangen ohne abzuknicken. Andererseits muss er weich genug sein, um die Kranzader nicht zu verletzen. Der Draht ist an der Spitze wie eine Olive geformt. Dies soll verhindern, dass der Draht durch die Wand der Ader hindurch in den Herzbeutel geschoben werden kann. Meist gelingt es nach längerem Bemühen, den Draht durch den Verschluss hindurch zu führen.

Ziel ist es, den gesunden Teil der Ader hinter der Verschlussstelle zu erreichen. Jetzt kann der Draht als Führungsschiene für einen sehr schmalen Ballonkatheter verwendet werden, der bis in die vorher verschlossene Stelle vorgeschoben wird. Der Ballon wird in dem Verschluss aufgeblasen. Nachdem der Ballon wieder abgelassen und zurückgezogen wurde, fertigt man eine Kontrollaufnahme an. Meist stellt sich schon jetzt die Ader kräftig mit Kontrast gefüllt auf dem Bildschirm dar. Das weitere Vorgehen entspricht dann demjenigen bei der Ballondehnung von Engstellen der Herzkranzadern (Abb. 32).

In rund 3/4 der Versuche kann der Verschluss wieder eröffnet werden. Die Gründe, warum es in den anderen Fällen nicht klappt, sind vielfältig: Der Draht kann neben der Ader zu liegen kommen. Er kann auch in der Wand der Ader bis hinter den Verschluss gelangen, ohne dass man Anschluss an das vom Blut durchflossene Innenlumen erhält. Manchmal gelingt die Überwindung des Verschlusses mit dem Draht, aber der Ballonkatheter passt nicht mehr hindurch. Sind die Voraussetzungen eigentlich gut, so kann nach einem Fehlversuch nach einigen Wochen ein zweiter Versuch unternommen werden. Häufig haben sich bis dahin kleine Kanälchen durch den Verschluss gebildet. Ein zweiter Versuch gelingt in etwa der Hälfte der Fälle.

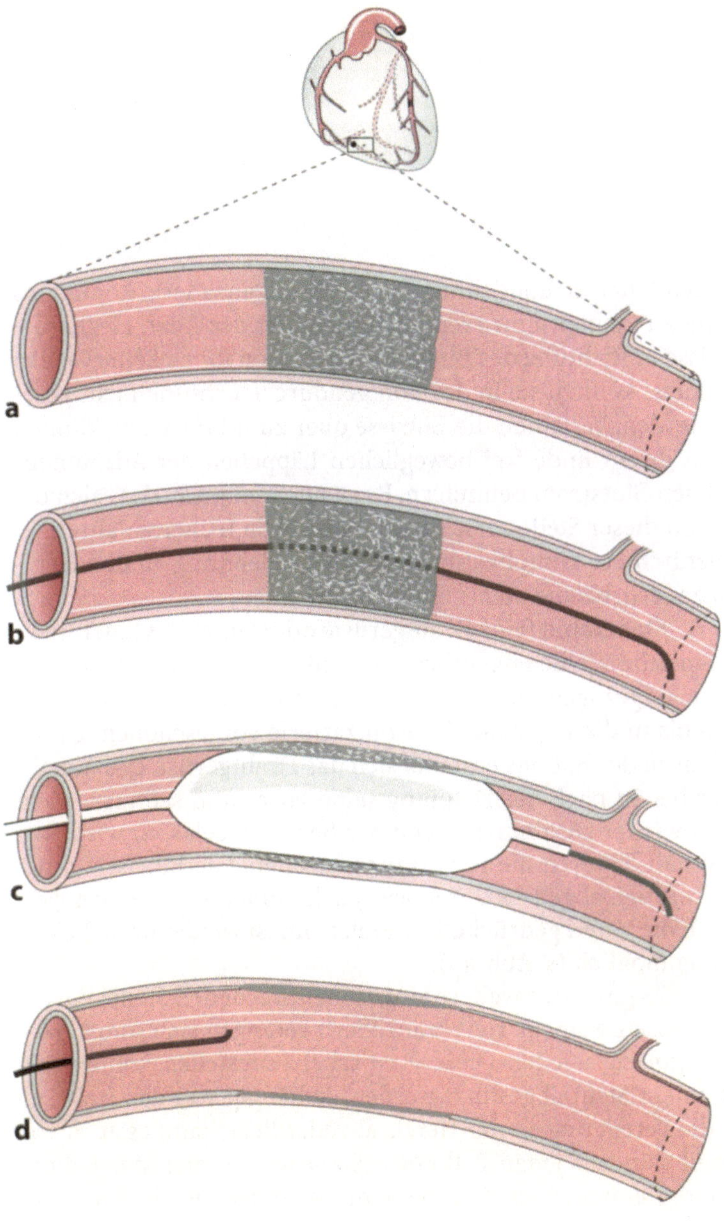

Abb. 32a–d. **Aufbohren von Verschlüssen der Herzkranzader mit einem Draht.** a: Die Ader ist im Anfangsteil komplett verschlossen. b: Ein weicher Draht wird durch den Verschluss hindurch geführt. c: Wie auf einer Schiene kann der Ballonkatheter auf dem Draht bis in den Verschluss geschoben werden. Dann wird der Ballon entfaltet. d: Draht und Ballon sind zurückgezogen. Der Verschluss ist wieder offen

Stents – Metallgitter, die Herzkranzadern offen halten

Während der Ballondehnung von Herzkranzadern kommt es häufig zu kleinen Einrissen der Innenhaut der Ader. Liegen die Einrisse in Richtung des Blutstroms, geht von ihnen keine Gefahr aus. Meist können sie in der Röntgendurchleuchtung nicht gesehen werden. Verlaufen die Einrisse quer zum Blutstrom, können die an ihrem Ende frei beweglichen Läppchen der Aderinnenhaut den Blutstrom behindern. Es ist auch möglich, dass sich die Ader an dieser Stelle verschließt. Dies war in früheren Jahren eine gefürchtete Komplikation einer Ballondehnung an den Herzkranzadern, bis die Stents entwickelt wurden.

Stents sind feine Drahtgerüste oder Gitter aus einer Edelstahlmischung, die eng auf einen nicht aufgeblasenen Ballonkatheter aufgezogen werden. Mit dem Ballonkatheter werden sie dann bis in die Engstelle der Kranzarterie vorgeschoben. Durch Aufblasen des Ballons entfaltet sich das Drahtgerüst. Das Metallgitter behält nach der Dehnung seine Form und schnurrt nicht sofort wieder zusammen, wenn der Ballon abgelassen wird. Der Stent hält dadurch die Herzkranzader offen. Die Einrisse in der Ader werden abgedeckt. Frei bewegliche Innenhautteilchen werden an die Wand gedrückt. Der Blutstrom ist wieder ohne Behinderung möglich (s. Abb. 30).

Es gibt noch weitere Situationen, bei denen Stents Vorteile aufweisen. Manche Herzkranzadern verengen sich sofort nach der Dehnung wieder. Diese elastischen Engstellen können gut mit einem Stent abgestützt werden. Abhängig von der Stelle, an der die Verengung an der Herzkranzader liegt, kann es auch von Vorteil sein, auf jeden Fall einen Stent im Rahmen der Ballondehnung einzusetzen. Je größer die Ader ist und je näher die Engstelle am Anfangsteil der Ader liegt, umso eher wird man sich für eine Stenteinpflanzung entscheiden. Auch Engstellen, die wenige Monate nach einer Ballondehnung ohne Stent wieder auftreten, können bei der zweiten oder dritten Dehnung mit einem Stent versorgt werden. Man erhofft sich ein selteneres Auftreten von Wiedereinengungen.

Die Rate der Wiederverengungen nach einer Ballondehnung beträgt rund 30%. Bei jeder dritten Engstelle muss noch

einmal nach einigen Monaten nachgedehnt werden. 2/3 der Engstellen bleiben nach der Dehnung dauerhaft weit. Die Stents än-
dern grundsätzlich nicht viel an dieser Situation. Auch dort, wo
ein Stent eingepflanzt wurde, kann sich die Ader wieder verengen.

Die Innenschicht der Ader wächst nach einer Ballondehnung im Verlauf von 2–4 Monaten. Man kann sich dies am besten
als Heilungsvorgang mit Bildung einer Narbe nach einer voran-
gegangenen Verletzung (der Dehnung mit Einrissen der Ader)
vorstellen. Das Gewebe, das an dieser Stelle neu wächst, dringt
auch durch die Maschen eines Stents hindurch. Die Engstelle bildet sich neu. Es werden verschiedene Materialien getestet, die
das Auftreten von Wiedereinengungen verhindern sollen. Zum
Einsatz kommen unterschiedliche Metalle und Kunststoffe, die
auf die Stents aufgedampft werden. Die optimale Lösung ist aber
noch nicht gefunden. Auch nach Stenteinpflanzung ist mit Wiedereinengungen in rund 1/4 der gedehnten Stellen zu rechnen.

♥ **Stents in Herzkranzadern**
Vorteile: Weniger Wiedereinengungen und
-verschlüsse nach einer Ballondehnung. Erhöhte
Sicherheit der Ballondehnung durch Abstützen von
instabilen Anteilen der Aderwand.
Nachteil: Ein Blutgerinnsel im Stent kann die Ader
in den ersten Tagen komplett verschließen (selten).

Die exzellente akute Erfolgsrate wird gedämpft durch seltene
Komplikationen, die überwiegend in den ersten Tagen nach Ein-
lage des Stents auftreten können. Das Metall des Stents wird vom
Organismus als Fremdkörper erkannt. Dies bedingt, dass sich
vermehrt Blutplättchen an den Drahtteilen festsetzen. Es kann
sich ein Gerinnsel bilden, das die Ader plötzlich und vollständig
verschließt. In diesem Fall droht ein Herzinfarkt, der nur verhindert werden kann, wenn die Ader in kurzer Zeit wieder eröffnet
werden kann. Hierzu ist ein erneuter Herzkathetereingriff notwendig. Das Risiko für einen Stentverschluss liegt bei unter 1%.

Die Blutplättchen, die maßgeblich am Verschluss einer Herzkranzader nach Stenteinpflanzung beteiligt sind, lassen sich durch Medikamente in ihrer Aktivität weitgehend blockieren. Zusätzlich zum ASS, das dauerhaft einzunehmen ist, muss für 4 Wochen noch ein weiteres Medikament eingenommen werden (Clopidogrel oder Ticlopidin). In dieser Zeit wächst eine feine Haut über den Stent. Er wird dadurch vor dem Angriff der Blutplättchen geschützt. Nach 4 Wochen kann dann das zusätzliche Medikament abgesetzt werden, ohne dass dadurch Nachteile entstehen würden.

Stents mit Medikamentenbeschichtung

Auch in einem Stent kann es wieder zur Einengung einer Herzkranzader kommen. Die Innenschicht der Ader wächst und verdickt sich nach der Dehnung im Verlauf von 2–4 Monaten. Bisher stand man diesem Phänomen machtlos gegenüber. 1/3 der Engstellen kehrten wieder, 2/3 der gedehnten Stellen blieben dauerhaft offen.

Man hat daher Substanzen entwickelt, die den Prozess der Wiedereinengung verhindern. Sie hemmen das Zellwachstum und ähneln den Medikamenten, die in der Chemotherapie von Tumoren eingesetzt werden. Die Substanzen werden bei der Herstellung auf den Stent aufgebracht. In der Ader löst sich das Medikament vom Stent und hemmt das Wachstum der Innenschicht der Adern. Die ersten Versuche mit den Medikamenten Sirolimus und Paclitacel sind sehr erfolgversprechend. Wenn sich die Ergebnisse bei größeren Patientenzahlen und über längere Zeiträume bestätigen, könnte vielleicht in Zukunft auf eine Nachdehnung von Herzkranzadern verzichtet werden.

Radioaktive Bestrahlung zur Verhütung der Wiedereinengung

Das erneute Wachstum der Innenschicht der Ader kann auch durch radioaktive Strahlung verhindert werden. Eine Bestrahlung von außen kann nicht so genau durchgeführt werden, dass wirklich nur der gedehnte Teil einer Herzkranzader getroffen wird. Es wurden daher Ballonkatheter entwickelt, die mit einer radioaktiv strahlenden Flüssigkeit gefüllt werden können. Sie werden für einige Minuten in die Engstelle in einem Stent eingeführt.

Die Ergebnisse sind zwiespältig. Einerseits werden tatsächlich weniger Wiedereinengungen in den Stents beobachtet. Andererseits treten neue Engstellen direkt vor und hinter den Stents auf. Es traten auch noch nach Monaten plötzliche, vollständige Verschlüsse in den Stents auf. Das Verfahren ist durch die erforderlichen Strahlenschutzvorkehrungen bei der Behandlung recht aufwendig. Es hat sich deshalb nicht flächendeckend durchsetzen können. Bei immer wiederkehrender Einengung in einem Stent hat das Verfahren aber durchaus seine Berechtigung.

Laser

Kein anderes Herzkatheterverfahren hat in den Medien mehr Beachtung gefunden als die Beseitigung von Verengungen und Verschlüssen von Kranzgefäßen mittels Laser. Laser ist ein Kunstwort. Es wird gebildet aus den Anfangsbuchstaben der vollständigen, englischen technischen Bezeichnung (*"light amplification by the stimulated emission of radiation"*). Laserlicht besteht aus nur einer Wellenlänge, d. h. aus nur einer Farbe (meist rot); im Gegensatz hierzu enthält Tageslicht alle Wellenlängen. Laserlicht kann extrem gebündelt werden. Die Temperaturen, die dadurch erreicht werden können, sind höher als die Temperatur auf der Sonnenoberfläche.

Für den Einsatz in Herzkranzgefäßen werden allerdings Laser eingesetzt, bei denen die Wärmeentwicklung nicht im Vordergrund steht. Die Wellenlänge des in der Medizin eingesetzten Laserlichts ist so kurz, dass es mit dem menschlichen Auge nicht wahrgenommen werden kann. Es handelt sich um sehr energiereiches ultraviolettes Licht (UV). Über einen Führungskatheter wird ein Glasfaserkatheter vor der Engstelle oder dem Verschluss platziert. Der Katheter ist an einen Lasergenerator neben dem Kathetertisch angeschlossen. Dieses Gerät ist etwa so groß wie ein Kühlschrank. Mit kurzen Laseranwendungen wird der Ver-

Abb. 33a–c.
Laser. Ein verschlossenes Kranzgefäß (a) wird über einen Glasfaserkatheter durch gepulste, stark gebündelte Lichtstrahlen aus einer Laserlichtquelle aufgebrannt (b). Da die Lichtstrahlen den Katheter nur geradlinig verlassen können, ist bei stark gewundenen Arterien die Gefahr einer Verletzung der Arterienwand gegeben (c)

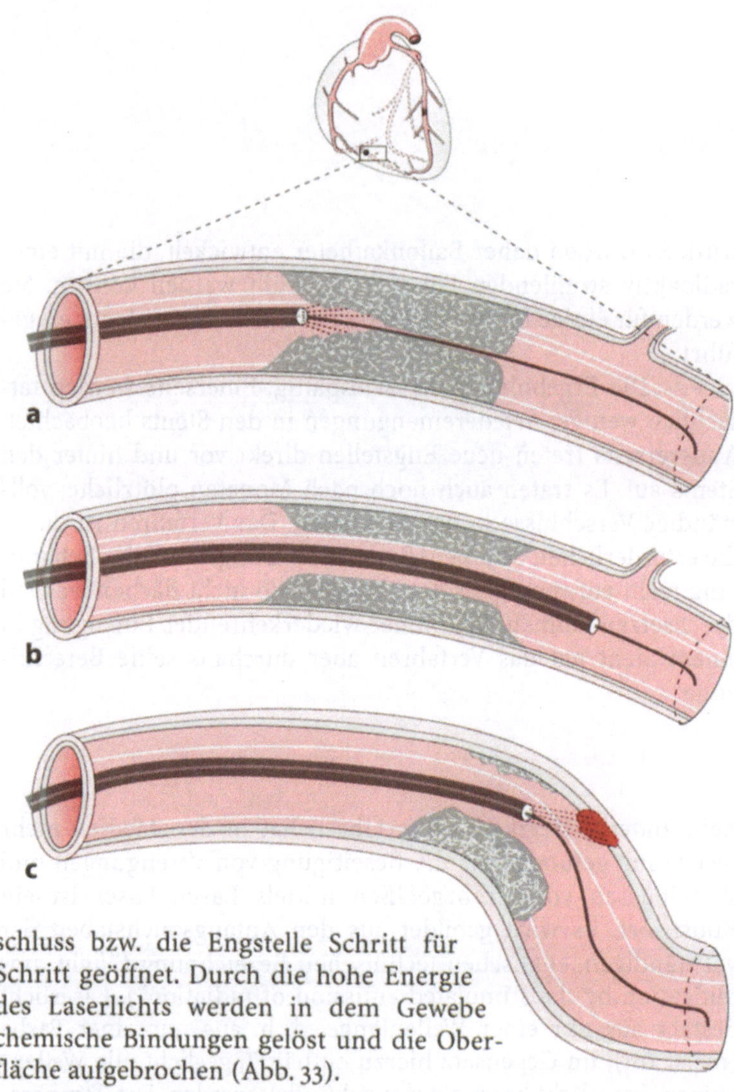

schluss bzw. die Engstelle Schritt für Schritt geöffnet. Durch die hohe Energie des Laserlichts werden in dem Gewebe chemische Bindungen gelöst und die Oberfläche aufgebrochen (Abb. 33).

♥ **Laserbehandlung an Herzkranzadern**
Vorteile: Theoretisch bessere Ergebnisse durch "Entfernung" von kranken Anteilen der Aderinnenwand. Praktisch bestehen jedoch keine Vorteile.
Nachteil: Vermehrt Wiedereinengungen, mehr Komplikationen.

Die Wundfläche, die dabei in der Kranzader entsteht, ist beträchtlich. Das ist auch der Grund, warum sich mit Laser behandelte Herzkranzgefäße häufig wieder verengen oder verschließen. Die langfristigen Ergebnisse sind weitaus schlechter als die Ergebnisse nach Drahteröffnung. Es treten auch mehr Komplikationen während des Eingriffs auf, die auf Verletzungen der Ader durch das Laserlicht zurückzuführen sind. Diese Problematik ist dafür verantwortlich, dass die Laserbehandlung von Herzkranzgefäßverengungen und Verschlüssen keine weite Verbreitung gefunden hat.

Atherektomie: Herausschneiden von Wandablagerungen in den Kranzadern

Die Wandablagerungen (Atherome) in den Herzkranzgefäßen führen nicht immer zu gleichmäßigen Einengungen. Häufig ist die Engstelle exzentrisch, d. h. die Kranzader wird nur von einer Seite her eingeengt. Manchmal ragt auf einer Seite ein richtiger Sporn in das Kranzgefäß vor. In diesem Fall kann dieses Gewebe mit einem Spezialkatheter abgeschnitten werden. Anschließend wird mit einem herkömmlichen Ballonkatheter nachgedehnt (Abb. 34).

♥ Atherektomie (Herausschneiden von Verengungen der Herzkranzadern)
Vorteile: Das gewonnene Gewebe kann für wissenschaftliche Fragestellungen untersucht werden.
Nachteil: Vermehrt Wiedereinengungen, mehr Komplikationen.

Das Verfahren hat den Nachteil, dass eine große Wundfläche entsteht, die vermutlich das Wiederauftreten von Engstellen begünstigt. Es treten mehr Engstellen in der Folge auf, als wenn allein mit dem Ballonkatheter gedehnt worden wäre. Deshalb hat sich das Verfahren nicht durchsetzen können. Besonders bei verkalkten, einseitigen Engstellen bietet die Atherektomie keine Vorteile, wobei gerade hier der Wunsch aufkommen könnte, den "Sporn" einfach wegzuschneiden.

Weitere Nachteile bestehen in der größeren Dicke der "Schneidekatheter". Die Einführungsschleuse in der Leisten-

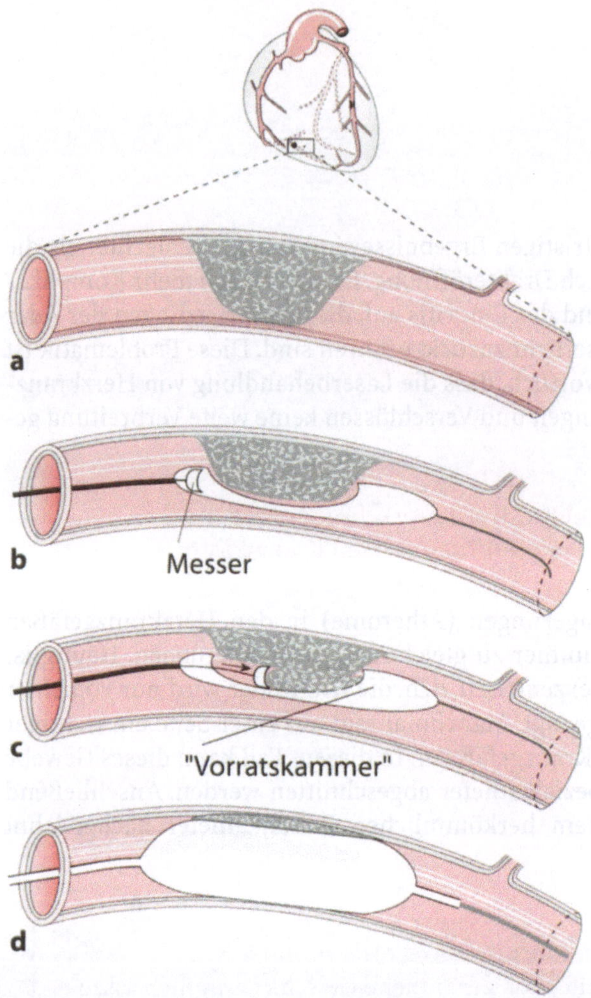

Abb. 34a–d. **Atherektomie.** Ausschneiden von Kranzgefäßverengungen. Die Atherektomie ist besonders bei einseitig in die Arterie hineinragenden Atheromen geeignet (a). Der Atherektomiekatheter wird an der Verengung vorbeigeführt (b). Mit einem im Katheter befindlichen Messer wird das Gewebe, das die Ader verengt, abgetragen und mit dem Katheter aus dem Kranzgefäß gezogen (c). Anschließend wird mit einem Ballonkatheter nachgedehnt (d)

schlagader muss deshalb ebenfalls größer gewählt werden, was Nachblutungen begünstigt. Die Dauer des Eingriffs liegt erheblich über derjenigen einer "normalen" Ballondehnung. Es treten im Rahmen der Behandlung insgesamt deutlich mehr Komplikationen auf als bei der Ballondehnung. Aus den genannten Gründen ist die Atherektomie eine Methode, die nur noch selten zum Einsatz kommt.

Herausfräsen von Engstellen der Herzkranzadern – Rotablation

Bei sehr harten, verkalkten Verschlüssen an den Herzkranzadern kann es vorkommen, dass sich der Ballonkatheter nicht über den Draht in den Verschluss vorführen lässt. Bei sehr harten Verengungen ist es möglich, dass auch mit sehr hohen Ballondrücken eine Dehnung der Engstelle nicht erreicht werden kann. Für diese Fälle kommt der Einsatz der Rotablation in Betracht. Es handelt sich hierbei um ein Bohrverfahren, bei dem eine sehr schnell drehende Fräse das harte Gewebe der Engstelle oder des Verschlusses gleichsam abschmirgelt. Man schafft einen Kanal, durch den dann ein Ballonkatheter oder ein etwas größerer Bohrer nachgeführt werden kann.

Bei der Rotablation wird ein Katheter verwendet, der einen diamantbesetzten Bohrkopf mit einem Durchmesser von 1–2 mm aufweist. Der Katheter wird auf dem feinen Draht, der bereits durch die Engstelle oder den Verschluss hindurch geführt wurde, bis in die Herzkranzader vorgeschoben. Dann wird der Katheter an eine sehr schnell drehende Turbine angeschlossen (ca. 180.000 Umdrehungen pro Minute). Der Bohrkopf wird nun vorsichtig durch die Engstelle oder den Verschluss hindurchgeführt (Abb. 35).

> ♥ Rotablation (Aufbohren einer Herzkranzader mit einer Fräse)
> **Vorteile:** Auch sehr harte Engstellen können überwunden werden.
> **Nachteil:** Aufwendiges Verfahren, vermehrt Wiedereinengungen, mehr Komplikationen als bei Ballondehnung allein.

Das Gewebe der Engstelle bzw. des Verschlusses wird mit dem Bohrer in sehr kleine Teilchen zerlegt. Der Durchmesser dieser Körnchen beträgt nur ungefähr 5–10 Millionstel Meter. Die Teilchen sind klein genug, um mit dem Blut in die feinsten Aufzweigungen der Herzkranzader geschwemmt zu werden. Dort blei-

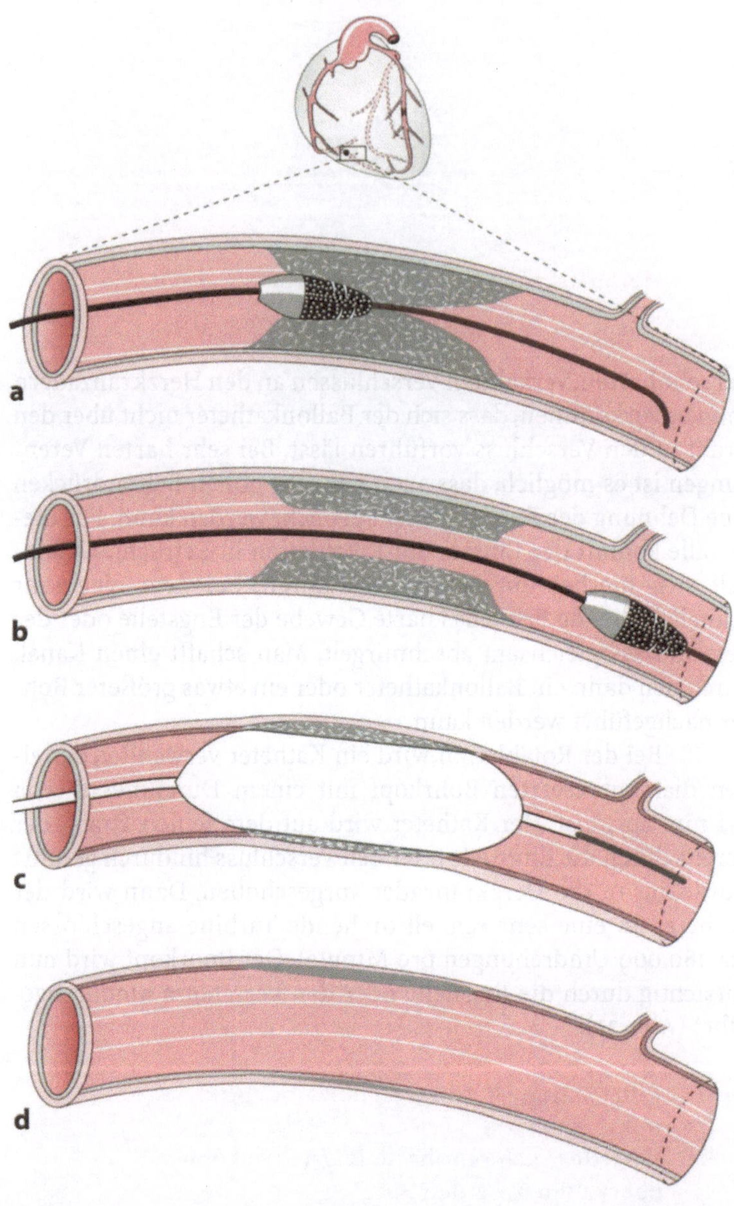

Abb. 35a–d. Rotablation – Auffräsen einer Verengung einer Kranzarterie mit einem schnell drehenden Bohrer. Gezeigt ist eine Herzkranzader, die durch eine Einengung nahezu vollständig verschlossen ist. Der Draht wurde schon durch die Engstelle hindurchgeführt (a). Mit dem Bohrkopf wird dann die Einengung ca. 1-2 mm aufgebohrt (b). Anschließend wird nun die restliche Verengung mit einem Ballonkatheter gedehnt (c). Das Ergebnis ist gut (d)

ben sie stecken und werden innerhalb der nächsten Tage abgebaut.

Wenn sehr viele dieser Teilchen losgeschwemmt werden, können die Endäste der Herzkranzader so stark verstopfen, dass gar kein oder nur sehr wenig Blut durch die Ader fließen kann. Das kann auch zu einem Herzinfarkt führen. Bei dem Aufbohren von sehr langen Engstellen ist dies zu beobachten.

Komplikationen treten in größerer Zahl auf als nach einer alleinigen Ballondehnung oder Stenteinpflanzung. Es werden aber mit der Rotablation nur diejenigen ("schwierigen") Stellen an den Herzkranzadern behandelt, die mit dem Ballon nicht ausreichend zu versorgen sind. Unter Umständen kann es deshalb trotzdem sinnvoll sein, die Rotablation einzusetzen. Die Zahl der Wiedereinengungen nach Rotablation ist mit 30–45% nicht sehr viel höher als nach Ballondehnung oder Stenteinpflanzung.

Bypassoperation

Allgemeines

Wenn Medikamente nicht zu einer ausreichenden Besserung der Beschwerden führen und Herzkathetertechniken zur Beseitigung von Herzkranzgefäßverengungen erfolglos oder von vornherein nicht möglich sind, dann kommt eine Herzoperation in Betracht. Bei der Operation überbrückt der Chirurg Engstellen in den Herzkranzgefäßen mit einer gesunden Ader. Durch diese Ader wird das Blut um die Engstelle herumgeführt. Für diese Umgehungsader hat sich der englische Begriff Bypass eingebürgert.

Die Operation wird in Vollnarkose durchgeführt. Sie dauert rund 2 h. Die tatsächliche Operationszeit ist abhängig von der Zahl der Bypässe (korrekt wäre "Bypasses"), die angelegt werden müssen, und von der Art der Vorgehensweise. Um den Eingriff am Herzen vornehmen zu können, muss der Brustkorb geöffnet werden. Bis vor wenigen Jahren wurde hierzu ausschließlich der Weg durch das Brustbein gewählt. Unter bestimmten Umständen kann der Eingriff heute auch durch eine

Öffnung zwischen den Rippen der linken Brustseite vorgenommen werden. Voraussetzung ist, dass nur die Vorderwandader (der RIA) oder ein Seitast hiervon mit Bypässen versorgt werden soll.

Operation mit Herz-Lungen-Maschine. Die Bypässe werden auf Adern genäht, die einen Durchmesser von 1,5–3 oder 4 mm aufweisen. Am schlagenden Herzen sind solch feine Arbeiten nicht möglich. Es wurden deshalb Verfahren entwickelt, die gestatten, das Herz für die Operation "lahm zu legen". Für die Zeit der Stillegung übernimmt eine Maschine, die Herz-Lungen-Maschine, den Transport von Blut und Sauerstoff in den Organismus. Hierbei wird das Blut, das über die Venen aus dem Kreislauf in das Herz einströmt, durch eine Kanüle aus dem rechten Vorhof zur Herz-Lungen-Maschine geführt. Dort wird dem Blut Sauerstoff beigemengt. Dann wird das sauerstoffreiche Blut hinter dem Herzen über eine weitere Kanüle in die Hauptschlagader geleitet. Die Herz-Lungen-Maschine übernimmt also die Funktion von zwei Organen. Für die Lunge reichert sie das Blut mit Sauerstoff an, und für das Herz pumpt sie das Blut zurück in den Organismus.

Operation ohne Herz-Lungen-Maschine. Unter bestimmten Umständen kann heute auf den Einsatz der Herz-Lungen-Maschine verzichtet werden. Insbesondere dann, wenn nur die Vorderwandader betroffen ist, kann das Herz an der Stelle, an der der Bypass auf die Ader genäht werden soll, "festgehalten" werden. Hierfür wird eine Konstruktion verwendet, die einem Tintenfisch mit seinen Armen und den Saugnäpfen ähnelt. Der englische Ausdruck für Tintenfisch – "octopus" – ist der Namensgeber für diese Methode. Die Vorrichtung gestattet eine Operation am schlagenden Herzen. Nur der Teil, wo der Chirurg näht, wird festgehalten.

Blutübertragung – Eigenblutspende. Während der Bypassoperation geht Blut verloren. Wenn der Gehalt des Blutes an rotem Blutfarbstoff dadurch zu stark abnimmt, ist eine ausreichende Versorgung des Herzens und der anderen Organe mit Sauerstoff nicht mehr gewährleistet. Aus diesem Grund wird häufig eine Blutübertragung während der Operation oder in den Tagen danach erforderlich sein. Blutkonserven von Blutspendern werden vom Blutspendedienst sehr genau auf Infektionskeime untersucht. Es geht daher nur ein äußerst geringes Infektionsrisiko von Blutkonserven aus. Es bleibt aber ein Rest an Unsicherheit, dass Viren in den Konserven enthalten sein könnten. Insbesondere Hepatitisviren, die eine chronische Leberentzündung hervorrufen, in extrem seltenen Fällen auch Aids-Viren, können mit den Konserven übertragen werden.

> **♥ Eigenblutspende vor Operation**
> **Vorteil:** Bei Bedarf bekommt der Patient sein eigenes Blut transfundiert. Auf Fremdblut kann in vielen Fällen verzichtet werden.
> **Einschränkung:** Bei schwer kranken Patienten ist die Eigenblutspende nicht möglich.

Für Patienten, die sich einer geplanten Bypassoperation unterziehen, besteht die Möglichkeit, vor der Operation für sich selbst Blut zu spenden. Man beginnt in der Regel 4 Wochen vor der Operation und entnimmt 1-mal pro Woche Blut. Dieses wird im Blutspendedienst genauso aufgearbeitet wie die Konserven von anderen Blutspendern. Es wird aber bei der Entnahme so gekennzeichnet, dass nur der Patient selbst sein eigenes Blut übertragen bekommt.

Nach der Blutentnahme setzt eine vermehrte Blutbildung ein. Zur Unterstützung werden Eisentabletten verschrieben. Das Eisen wird vom Organismus zur Herstellung des Blutfarbstoffs benötigt. Bis zur nächsten Blutentnahme ist schon wieder ein Teil des Blutes erneuert. Es wird nun kontrolliert, ob genügend Blutfarbstoff im Blut enthalten ist, um eine weitere Blutentnahme durchzuführen. Für die Operation werden in der Regel zwei Konserven benötigt. In manchen Fällen kann der Bedarf auch höher liegen.

Medikamente vor der Operation. Die bisher eingenommenen Medikamente werden bis zur Operation beibehalten. Nur Medikamente, die in die Blutgerinnung eingreifen (Marcumar, Falithrom) werden ca. 1 Woche vor der Operation abgesetzt. Das gleiche gilt für Medikamente, die die Blutplättchen in ihrer Funktion hemmen: ASS (Acetylsalicylsäure), Ticlopidin oder Clopidogrel werden in der Regel eine Woche vor der Operation abgesetzt.

Medikamente nach der Operation. Medikamente, die ausschließlich die Beschwerden lindern, die durch eine Durchblutungsstörung am Herzen hervorgerufen werden, müssen nach der Operation nicht weiter eingenommen werden (Nitrate, Molsidomin). Die Durchblutungsstörung ist durch die Operation beseitigt. ASS muss weiterhin dauerhaft eingenommen werden, da es das Risiko für zukünftige Herzereignisse verringert. Da β-Blocker auch zur Blutdruckeinstellung verwandt werden, können sie meist nach der Operation nicht ohne weiteres abgesetzt werden. Außerdem wirken sie stabilisierend auf den Herzrhythmus, der direkt nach der Operation häufig unregelmäßig ist. Langfristig bieten sie v. a. dann Vorteile, wenn früher schon einmal ein Herzinfarkt abgelaufen ist. Rhythmusstörungen, die unter diesen Umständen auftreten können, sprechen gut auf β-Blocker an.

Medikamente, die zur Steigerung der Herzleistung eingesetzt wurden, werden meist weitergegeben werden müssen. Die Herzmuskelfunktion kann sich aber nach der Bypassoperation auch deutlich bessern. Die Überprüfung der Medikation sollte nach der Operation von einem Kardiologen vorgenommen werden. Die körperliche Leistungsfähigkeit der Patienten nimmt nach der Operation in den meisten Fällen zu, weil durch die verbesserte Durchblutung die Leistungsreserven des Herzmuskels größer werden.

Krankenhausbehandlung nach der Operation. Im Anschluss an die Operation wird der Patient auf die Intensivstation aufgenommen. Die Beatmung wird solange fortgeführt, bis die Narkosemittel im Blut abgebaut sind. Dies ist in der Regel am ersten Tag der Fall. Schon am Tag nach der Operation kann der Patient bei unkompliziertem Verlauf auf die Allgemeinstation verlegt werden. Hier bleibt er rund 1 Woche. In dieser Zeit wird er zunehmend bewegt. 2 Tage nach der Operation kann der Patient schon kurz aufstehen und gehen. Es werden die üblichen Labor- und EKG-Kontrollen durchgeführt und die Wundheilung überwacht. Nach etwa 7–10 Tagen ist eine Weiterverlegung zur Anschlussheilbehandlung möglich.

Anschlussheilbehandlung. Die Anschlussheilbehandlung ist eine Rehabilitationsmaßnahme vergleichbar einer Kur. Sie wird direkt im Anschluss an die Operation durchgeführt. In den 3 Wochen wird der Patient zunehmend an die im Alltag erforderlichen Belastungen herangeführt. In Vorträgen wird das Verständnis für die Zusammenhänge der Erkrankung gefördert. Die Risikofaktoren, die einen schlechteren Verlauf der Erkrankung bedingen können, werden gezielt beeinflusst. Durch physikalisch-therapeutische Maßnahmen werden die meist noch vorhandenen Beschwerden durch die Operationswunde behandelt.

Am Ende der Anschlussheilbehandlung sollte der Patient wieder so weit fit sein, dass er im Alltag zurecht kommt. Eine Wiederaufnahme der Berufstätigkeit ist ab jetzt grundsätzlich wieder möglich. Die meisten Patienten gehen aber erst nach weiteren 4–8 Wochen arbeiten.

Überbrückung von Engstellen der Herzkranzadern mit einer Vene

Nach Einleitung der Narkose wird der gesamte Oberkörper sorgfältig desinfiziert und das Operationsgebiet mit keimfreien Tüchern abgedeckt. Der Chirurg öffnet den Brustkorb im Bereich des Brustbeins und legt das Herz frei. Währenddessen entnimmt ein anderer Chirurg gesunde Venen aus einem Bein des Patienten. Je nachdem wie viele Engstellen überbrückt werden sollen, werden Venen unterschiedlicher Länge benötigt. Die Venen werden dann gespült und von Blut gereinigt.

Nun wird ein kleines Loch von ca. 3–4 mm Durchmesser in die Hauptschlagader gestanzt. Auf dieses Loch wird das eine Ende der Vene so genäht, dass Blut von der Hauptschlagader in die Vene fließen kann. Jetzt wird ein erkranktes Herzkranzgefäß

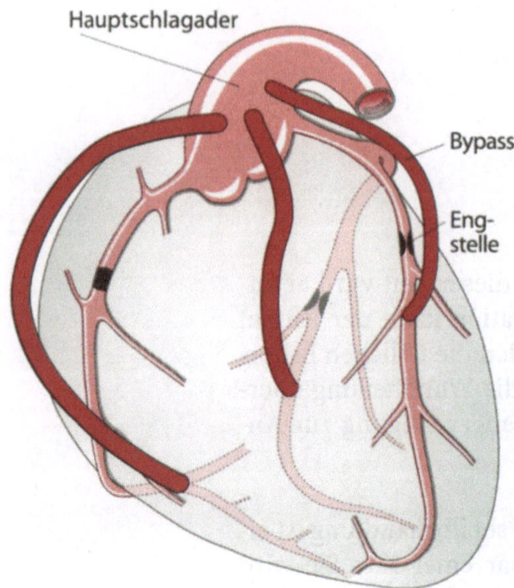

Abb. 36.
**Bypass (= Umge-
hungskreislauf).**
Es sind alle drei
Hauptäste des Herz-
kranzgefäßsystems
erkrankt (*dunkel*
markierte Stellen).
Bei der Bypassope-
ration werden
Adern von der
Hauptschlagader
bis zu den erkrank-
ten Herzkranzadern
angelegt. Hierzu
werden Venen aus
dem Bein oder
Arterien aus der
Brustinnenwand
verwendet

hinter einer Engstelle aufgesucht und das freie Ende der Vene darauf genäht. Das Blut kann nun an der Engstelle vorbei durch die Vene zum Herzmuskel gelangen (Abb. 36).

Venenbypässe haben den Nachteil, dass sie nicht sehr lange offen bleiben. Nach 10 Jahren muss mit 50% verschlossener Venenbypässe gerechnet werden. Das macht häufig eine zweite, manchmal sogar eine dritte Operation notwendig. Aus diesem Grund wird seit einigen Jahren die Brustinnenwandarterie verwendet, wenn dies möglich ist.

Während derselben Operation können natürlich auch Venen *und* Arterien als Bypässe verwendet werden.

Überbrückung einer Engstelle mit der Brustinnenwandader – LIMA-Bypass

Die Brustinnenwandader (Mammaria-Arterie) geht aus der zum Arm führenden Schlagader unterhalb des Schlüsselbeins ab. Sie ist zur Versorgung der Brustinnenwand nicht unbedingt erforderlich. Deshalb ist sie für die Bypasschirurgie geeignet. Der Chirurg präpariert sie frei und schneidet sie an ihrem Ende kurz oberhalb des Zwerchfells ab. Das freie Ende wird dann hinter der Verengung auf ein erkranktes Herzkranzgefäß aufgenäht.

Die Ergebnisse, die mit den Mammaria-Arterien erreicht werden, sind ausgezeichnet. Man rechnet mit mehr als 90% offener Bypässe nach 10 Jahren. Am besten geeignet ist die linke Mammaria-Arterie. Sie lässt sich ohne große Verschlingungen auf den vorderen Ast der linken Kranzarterie (Ramus interventricularis anterior, RIA) oder auf einen Seitenast (Ramus diagonalis, Rd) aufnähen (Abb. 37). Die rechte Mammaria-Arterie kann auf den hinteren Ast der linken Kranzarterie (Ramus circumflexus, RCX) genäht werden.

Nur die rechte Herzkranzader ist schlecht durch die Mammaria-Arterie zu erreichen. Deshalb werden hier nach wie vor Venen-Bypässe eingesetzt. Manche Chirurgen lösen die

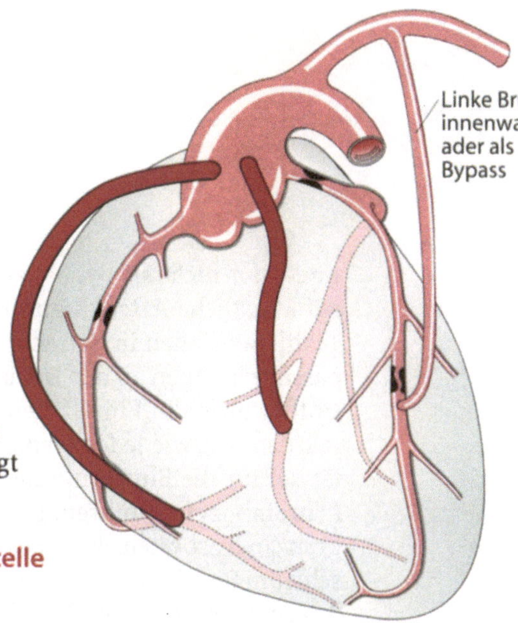

Mammaria-Arterie komplett heraus und schließen sie wie einen
Venenbypass an der Haupt-
schlagader und an der erkrankten Herzkranzader an. In diesem
Fall kann also auch die rechte
Kranzader mit einer Arterie versorgt
werden.

**Überbrückung einer Engstelle
mit anderen Adern**

In geringem Umfang werden noch weitere Adern für die Bypasschirurgie eingesetzt. So kann eine der beiden Adern verwendet werden, die im Unterarm zur Hand verlaufen (Arteria radialis). Diese kann herausgenommen werden und als Bypass an die
Hauptschlagader und die erkrankte Herzkranzader angeschlossen werden. Die Ergebnisse sind sehr vielversprechend. An der
Hand wird die Durchblutung jetzt allein über die noch verbliebene Ader sichergestellt (Arteria ulnaris). Es muss also vor der
Operation geklärt werden, ob die Durchblutung über diese eine
Ader ausreicht.

Eine weitere Möglichkeit besteht in der Verwendung der
Arteria gastroepiploica, die im Bauchraum am Magen entlang
verläuft. Sie wird herausgenommen und als Bypass an Hauptschlagader und Herzkranzader angenäht. Es kann auch nur das
Ende der Ader herausgelöst werden und durch das Zwerchfell
zum Herzen geführt werden. Dort wird die Ader auf eine verengte Herzkranzader aufgenäht. Bei diesem Vorgehen erstreckt sich
die Operation auf die Brusthöhle und auf die Bauchhöhle. Durch
das größere Operationsgebiet sind auch mehr Komplikationen
zu erwarten.

**Überbrückung von Herzkranzgefäßverengungen
mittels künstlicher Gefäße?**

Bei einer zweiten Bypassoperation oder wenn der Patient ausge-
prägte Krampfadern an den Beinen hat und die Brustinnen-

Abb. 37.
**Bypass mit der
Brustinnenwand-
ader.** Die Brustin-
nenwandader wird
von der Brustwand
gelöst und auf die
erkrankte Herz-
kranzader aufge-
näht. Die Operation
lässt sich heute
durch ein kleines
Loch zwischen den
Rippen durchfüh-
ren

wandader nicht als Bypass zu verwenden ist, könnte theoretisch auf künstliche Arterien zurückgegriffen werden. Hierfür kämen Textilmaterialien in Betracht wie z. B. GoreTex, das auch bei Bypassoperationen an den Beinarterien Einsatz findet. Auch Kunststoffe wurden in Einzelfällen eingesetzt. Beide haben den Nachteil, dass sie, wie jedes Fremdmaterial, zu einer erhöhten Aktivität der für die Blutgerinnung mitverantwortlichen Blutplättchen (Thrombozyten) führen. Bei den vergleichsweise dünnen Herzkranzadern besteht kein ausreichender Blutfluss, der einer beschleunigten Blutgerinnung vorbeugen könnte. Die künstlichen Adern werden deshalb rasch durch Blutgerinnsel verstopft. Künstliche Arterien haben sich daher nicht in der Bypasschirurgie des Herzens durchgesetzt.

Was kann der Patient tun?

Patienten mit einer Durchblutungsstörung des Herzens, die den Arzt aufsuchen, werden in der Kürze der Sprechzeit meist nur über Änderungen der medikamentösen Behandlung aufgeklärt. Es besteht jedoch ein großes Interesse, Informationen zu erhalten, wie der Krankheitsverlauf von ihnen selbst günstig beeinflusst werden kann.

Dabei dürfte es den meisten bekannt sein, dass eine allgemein gesunde Lebensführung auch für Patienten mit einer Durchblutungsstörung des Herzens vorteilhaft ist. Die Wissenslücken betreffen also nicht das Was, sondern das Wie. Wie lebe ich gesund? Es gibt hierzu keine allgemeingültigen Regeln. Jeder wird sich aus den angebotenen Empfehlungen die für ihn wichtigsten heraussuchen. Man sollte aber beachten, dass es nicht ausreicht, sich regelmäßig körperlich zu betätigen, wenn gleichzeitig weiter geraucht und zuviel gegessen wird.

Regelmäßige körperliche Betätigung

Sieht man von anderen Faktoren ab, so befällt die koronare Herzkrankheit bevorzugt inaktive Menschen, die nur noch wenige Schritte am Tag zu Fuß gehen. Den Rest ihrer Fortbewegung bestreiten sie mit motorisierten Hilfsmitteln angefangen vom Fahrstuhl über die Rolltreppe bis hin zum Auto. Nur selten wird die Freizeit zum körperlichen Ausgleich genutzt. Ist erst einmal eine Herzkrankheit vorhanden, wird es höchste Zeit sich umzustellen.

Durch regelmäßiges Training wird die Belastbarkeit verbessert. Die Leistungsfähigkeit nimmt zu. Der Kreislauf wird günstig beeinflusst. Der Ruhepuls sinkt ebenso wie der Blutdruck. Die Arbeit für das kranke Herz wird ökonomischer. Wer regelmäßig trainiert, baut leichter Übergewicht ab. Damit sinken auch die Blutfette. Ein erhöhter Blutzucker lässt sich ebenfalls leichter behandeln.

Sport in der Herzgruppe

Die Bewegungstherapie ist ein fester Bestandteil der Behandlung der Herz-Kreislauf-Erkrankungen. Die Herzgruppe am Wohnort ist eine Gruppe von Herzkranken, die sich unter Leitung eines speziell ausgebildeten Übungsleiters regelmäßig, meist einmal pro Woche, trifft. Ein in der Behandlung von Herzkrankheiten erfahrener Arzt ist zugegen. Neben der Bewegungstherapie stehen Entspannungsübungen, Gruppengespräche und andere Maßnahmen (z. B. Diätberatung), die geeignet sind, Risikofaktoren abzubauen, auf dem Programm.

Die Teilnahme an einer Herzgruppe wird in der Regel nach einem Aufenthalt in einer Rehabilitationsklinik, z. B. nach einem Herzinfarkt oder einer Herzoperation, vom behandelnden Arzt angeordnet. Die Krankenkasse übernimmt für die Dauer eines halben Jahres die Kosten für die Teilnahme.

♥ **Herzsportgruppe**
Vorteil: Sportausübung mit speziell geschulten Übungsleitern und ärztlicher Betreuung. Kontakt mit anderen Herzkranken. Möglichkeit zum Austausch von Informationen.

Während dieser Zeit soll der Patient nach einer schweren Herzkrankheit neues Zutrauen zur eigenen Leistungsfähigkeit fassen und Ängste abbauen. Dabei wirkt sich positiv aus, dass er mit anderen Herzkranken zusammenkommt. Die Ausgrenzung durch die Krankheit wird dadurch aufgehoben. Es wird ein sozialer Rückhalt angeboten. Die Herzgruppe ist damit weit mehr als eine Trainingsgruppe, obwohl der Sport vom zeitlichen Umfang her den Großteil der Veranstaltung ausmacht.

Wer sollte keinen Sport treiben?

Patienten mit ausgeprägter Herzleistungsschwäche oder Patienten mit Herzrhythmusstörungen sollten in jedem Fall ihren Arzt fragen, welche Belastungen sie sich zumuten können. Eine Herzleistungsschwäche kann sich bei zu großer Anstrengung erheblich verschlechtern. Andererseits profitieren auch Patienten mit nur noch geringer Herzmuskelleistung von einem regelmäßigen Ausdauertraining. Wichtig ist aber der enge Kontakt zu einem kardiologisch erfahrenen Arzt. Zudem sollte wenn möglich mit der Bewegungstherapie unter stationären Bedingungen begonnen werden.

Herzrhythmusstörungen können durch Belastung verschlimmert werden. Besonders bei Patienten, bei denen noch eine Durchblutungsstörung des Herzens vorliegt, kann dies ein Problem darstellen. Ob eine Gefährdung durch den Sport besteht, muss im Einzelfall vom Herzspezialisten entschieden werden. Er wird neben der Belastbarkeit in Alltagssituationen auch die Ergebnisse der Langzeit-EKG-Untersuchung und des Belastungs-EKG zur Beurteilung mit heranziehen.

Welche Sportart sollte ausgeübt werden?

Sehr gut geeignet sind Ausdauersportarten wie Laufen, Skilanglauf, Radfahren, Wandern. Weniger geeignet sind Sportarten, bei denen es zu kurzzeitigen Belastungsspitzen kommt wie beim Tennis, Handball bzw. fast allen Ballsportarten. Besteht jedoch eine gute Leistungsfähigkeit und ist das Belastungs-EKG unauffällig, so kann nicht grundsätzlich von diesen Sportarten abgeraten werden. Ungeeignet sind in jedem Fall Kraftsportarten wie Gewichtheben, da der Trainingseffekt auf Herz und Kreislauf ge-

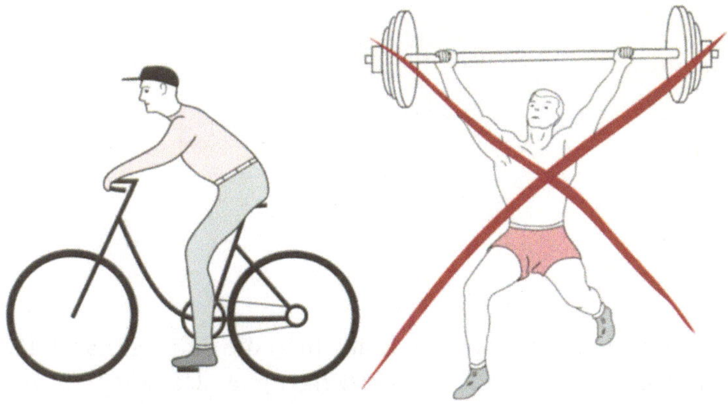

Abb. 38.
Welcher Sport für Herzkranke?
Empfohlen werden Ausdauersportarten, da die Blutfette günstig beeinflusst werden, der Blutdruck sinkt, das Herz wirtschaftlicher arbeiten lernt und die Lebenserwartung steigt. Kraftsportarten sind ungünstig, da sie die Herzdurchblutung verschlechtern

ring ist und die Herzdurchblutung während der Kraftanstrengung vermindert ist. Auch sehr schnelle Sportarten wie Basketball, Squash oder Badminton sind für Patienten mit einer Durchblutungsstörung des Herzens weniger geeignet. Hierbei treten hohe Belastungsspitzen unter wettkampfähnlichen Bedingungen auf, die mit der Gefahr einer Überlastung einhergehen (Abb. 38).

Soweit es ohne Beschwerden möglich ist, sollte mindestens 2-mal, besser 3-mal pro Woche 30 min Sport betrieben werden. Spätestens jetzt winken die meisten schon ab. 3-mal pro Woche Sport treiben? Wer jahrzehntelang inaktiv war, kann natürlich nicht von einem Tag auf den anderen zum Leistungssportler werden. Am Anfang genügt es, 1- bis 2-mal pro Woche für 10–15 min Sport zu treiben. Man kann dann langsam bis zum gewünschten Umfang steigern.

Bei Herzkranken sollte der Puls während der Anstrengung einen bestimmten Wert nicht überschreiten. Er hängt vom Alter ab und berechnet sich wie folgt:

Von der Zahl 180 wird das Lebensalter abgezogen. Man erhält dann den höchsten noch verträglichen Puls.
Beispiel: Für einen 55-Jährigen ergibt sich:

180–55=125 Pulsschläge pro Minute.

Wer nicht fortwährend den Puls kontrollieren möchte, kann sich auch an die Regel halten, nie bis zur völligen Atemlosigkeit zu trainieren. Der Sport sollte trotz der Anstrengung noch "leicht von der Hand" gehen. Sprechen sollte bei der Sportausübung noch möglich sein.

♥ Sport bei Herzkrankheit
Vorteilhaft sind Sportarten mit gleichmäßiger Ausdauerbelastung.
Nachteilig sind Sportarten mit großer Kraftentfaltung und sehr schnelle Sportarten.

Radfahren

Durch das Radfahren werden (natürlich) die Beine gestärkt. Die Beinmuskulatur als größte Muskelgruppe des Körpers verbraucht bei Anstrengung so viel Sauerstoff, dass der Kreislauf kräftig angeregt wird. Man muss keine Rennen fahren, um den Puls auf 120 Schläge pro Minute zu steigern. Dieses Maß ist schon in der Ebene bei mäßig zügigem Tempo zu erreichen.

◆ *Die Vorteile des Radfahrens sind mannigfaltig:*
Es ist als Ausdauertraining bestens geeignet. Die Belastung ist sehr gut steuerbar. Es treten keine ungewollten Belastungsspitzen auf. Eine unbeabsichtigte Überlastung ist damit weitgehend ausgeschlossen. Es ist jedoch wichtig, dass die richtige Streckenführung ausgewählt wird. Extreme Steigungen sollten gemieden werden.
Der Krafteinsatz, der benötigt wird, um den Kreislauf zu stimulieren, ist vergleichsweise gering. So können auch weniger sportliche Menschen das Herz günstig beeinflussen. Die Anforderungen an die Belastbarkeit sind gering. Schon wer 75 W (Watt) zu leisten imstande ist, kann ausgedehntere Radtouren unternehmen.
Günstig ist die geringe Veränderung des Blutdrucks beim Radfahren. Er steigt während der Belastung kaum an. Langfristig ist durch das Ausdauertraining sogar eine Absenkung um ca. 10 mmHg zu erwarten.
Radfahren ist auch für Übergewichtige problemlos auszuführen, da die Gelenke geschont werden. Auch wenn Behinderungen vorliegen, die ein Lauftraining nicht gestatten, ist Radfahren eine gute Alternative.
Die Psyche wird angeregt. Mit dem Fahrrad durch Wälder, an Flüssen und an Wiesen entlang zu fahren, beeinflusst die Seelenlage vorteilhaft. Stress wird abgebaut.

◆ *Es gibt nur wenige Nachteile des Radfahrens:*
Radfahren in der Stadt kann für Ungeübte unfallträchtig sein.

Insbesondere in höherem Alter können Gleichgewichts-
probleme das Radfahren erschweren.
In hügeligem Gelände treten starke Belastungsschwan-
kungen auf.

Schwimmen

Wer von seinem Arzt Bewegung verordnet bekommt, wird auch
das Schwimmen genannt bekommen. Schaut man sich die leeren
Schwimmbäder an (von den Erlebnisbädern abgesehen), so bekommt man einen Eindruck davon, wie schlecht dieser Rat-
schlag befolgt wird.

Das Schwimmen gehört zu den klassischen Ausdauersportarten. Es werden mehr Muskelgruppen als bei jeder anderen für Herzkranke geeigneten Sportart in die Trainingsarbeit
miteinbezogen.

◆ *Viele Vorteile sprechen für das Schwimmen:*
Es ist für Patienten jeden Gewichts geeignet. Übergewichtige schwimmen aufgrund ihres höheren Fettanteils
sogar leichter. Die Gelenke werden durch den Auftrieb
des Wassers entlastet.
Schwimmen ist eine Ausdauersportart, die vorwiegend
Herz und Kreislauf trainiert. Der Krafteinsatz ist für den
geübten Schwimmer gering. Die Intensität der Belastung
ist gut zu steuern. Ungewollte Belastungsspitzen treten
nicht auf.
Langfristig wird durch regelmäßiges Schwimmen der
Blutdruck gesenkt. Es ist also auch für Patienten mit erhöhtem Blutdruck zu empfehlen.
Es ist erfrischend und in jeder Jahreszeit durchführbar.

◆ *Dem stehen jedoch einige Nachteile des Schwimmens
gegenüber:*
Durch die waagrechte Lage gelangt beim Schwimmen
mehr Blut zum Herzen zurück als bei Sportarten, die
aufrecht durchgeführt werden. Auch durch den Druck
des Wassers, der von außen auf den Körper einwirkt,

wird Blut aus den Körpervenen vermehrt zum Herzen transportiert. Dies bedeutet eine Mehrbelastung für das Herz. Insbesondere Patienten mit ausgeprägter Herzmuskelschwäche sollten vorher ihren Arzt fragen, ob sie Schwimmen als Ausdauerbetätigung ausüben sollten.

Ist die Wassertemperatur zu niedrig, können Angina-pectoris-Anfälle provoziert werden. Ist das Wasser zu warm (Achtung bei Warmbadetag), besteht die Gefahr eines Kollapses. Herzrhythmusstörungen können beim Schwimmen vermehrt auftreten.

Ungeübte benötigen einen zu hohen Krafteinsatz, da sie mangelnde Technik durch vermehrte Anstrengung wett machen müssen. Für Nichtschwimmer ist Schwimmen natürlich ungeeignet.

Insgesamt kann Schwimmen nicht ohne weiteres für jeden Herzpatienten empfohlen werden. Eine vorherige Beratung mit dem behandelnden Arzt ist anzuraten.

Laufen

Das (Dauer)laufen ist durch die Jogging-Bewegung zunehmend in Mode gekommen. Beim Laufen kommt es besonders auf einen langsamen Aufbau des Trainingsumfangs an. Begonnen werden sollte mit kurzen Läufen, die durch mehrere Pausen unterbrochen werden. Das Lauftempo sollte anfangs so gewählt werden, dass eine Unterhaltung während der Belastung mühelos möglich ist. Im Verlauf von Monaten kann die an einem Stück gelaufene Strecke gesteigert werden. Die zwischengeschalteten Pausen können verkürzt werden. Vor dem Laufen sollten gymnastische Übungen zum Aufwärmen durchgeführt werden.

◆ *Das Dauerlaufen bietet viele Vorteile:*
Der Zeitaufwand für das Training und der Effekt auf Herz und Kreislauf stehen in einem günstigen Verhältnis. Laufen ist fast überall und zu jeder Tageszeit möglich. Bis auf wenige Tage im Jahr, in denen die Wege unbegehbar sind, kann es das ganze Jahr über ausgeübt werden.

Da große Muskelgruppen beansprucht werden, steht das Training des Herz-Kreislauf-Systems, wie beabsichtigt, im Vordergrund. Der Kraftaufwand ist gering. Auch für Ungeübte treten keine technischen Probleme auf. Die Belastungsstärke ist fein abstufbar.
Langfristig ist bei regelmäßigem Lauftraining eine Absenkung des Blutdrucks zu beobachten.
Der Kalorienverbrauch steigt an, wie bei jeder anderen Ausdauersportart auch. Eine gewollte Gewichtsabnahme wird dadurch erleichtert.
Der Lauf durch die frische Luft an Wiesen und Wäldern ist anregend und erholsam zugleich.

♦ *Das Laufen bringt nur wenige Nachteile mit sich:*
Laufen belastet den Bewegungsapparat. Besonders für stark Übergewichtige ist Laufen daher nur eingeschränkt zu empfehlen. Bestehen Vorschäden an den Gelenken, kann Laufen sogar unmöglich werden.
Es ist allen Ausdauersportarten gemeinsam, dass sie als langweilig gelten und dass sie anstrengend sind. Der Spaß an der Ausübung der einen oder anderen Ausdauersportart kommt erst nach einiger Zeit, wenn sich eine Verbesserung des Leistungsvermögens einstellt. Dann wollen viele "ihre" Sportart nicht mehr missen.

Tennis

Tennis erfreut sich großer Beliebtheit. Durch den spielerischen Akzent wird die Anstrengung nicht als unangenehm empfunden. Es ist nicht als reine Ausdauersportart einzustufen. Durch den Wettkampfcharakter werden zudem hohe Belastungsspitzen erreicht, die für Herzkranke eher ungünstig sind. Wird aber auf Punktspiele verzichtet und nicht bis zum Umfallen um jeden Ball gekämpft, ist Tennis auch für Patienten mit einer Durchblutungsstörung des Herzens geeignet. Tennis kann auch nach einer Bypassoperation am Herzen gespielt werden. Allerdings sollte nach der Operation mindestens 3 Monate gewartet werden, damit das Brustbein verheilen kann.

◆   *Die Vorteile des Tennisspielens sind:*
Tennisplätze finden sich meist in grüner Umgebung, sodass zumindest im Sommer in "guter" Luft trainiert wird. Der Sportler ist nicht allein mit seiner Sportart. Das gesellschaftliche Leben um den Tennisplatz herum lenkt von der Erkrankung ab.
Die Laufarbeit beansprucht große Muskelgruppen, die einen Trainingseffekt auf das Herz- und Kreislaufsystem erlauben. Die Belastung lässt sich so steuern, dass mühelos 1–2 h Tennis gespielt werden können.

◆   *Die Nachteile des Tennisspielens sind:*
Bei Ungeübten kommt es durch falsche Technik zu unangemessen großen Anstrengungen, die das Herz eher belasten. Hier ist es sinnvoll, zunächst ein paar Trainerstunden zu nehmen.
Großer Ehrgeiz lässt eine Überanstrengung wahrscheinlich werden. Der Kraftaufwand ist größer als bei den reinen Ausdauersportarten.

Squash

Squash ist eine sehr schnelle Ballsportart, die in einem engen, von hohen Wänden umgebenen Spielplatz betrieben wird. Es werden zwischen den Ballwechseln nur kurze Wege, diese aber mit hoher Geschwindigkeit zurückgelegt. Die Schläge werden mit großer Kraft ausgeführt. Für Patienten mit einer Durchblutungsstörung des Herzens ist die Sportart daher nicht ohne weiteres zu empfehlen.

Badminton

Beim Badminton wird von zwei Spielern ein Federball über ein Netz gespielt. Es kommt auf eine schnelle Reaktion an, um das Auftreffen des Federballes auf das eigene Feld zu verhindern. Die Zeit zwischen den Schlägen ist sehr kurz. Durch die hohe Intensität der Laufarbeit und den großen Krafteinsatz beim Schlagen ist die Sportart für Patienten mit einer Durchblutungsstörung des Herzens nicht gut geeignet. Gegen ein herkömmliches Federballspiel ist dagegen nichts einzuwenden.

Tischtennis

Tischtennis ist nur im Leistungssport eine anstrengende Sportart. Der durchschnittliche Spieler begnügt sich mit wenigen Schritten von der Platte weg. Damit wird auch klar, dass ein bedeutsamer Trainingseffekt für Herz und Kreislauf kaum erzielt werden kann. Allerdings treten auch keine übermäßigen Belastungen auf. Der Kraftaufwand ist eher gering. Daher ist gegen das Tischtennisspielen durch Herzkranke nichts einzuwenden.

Basketball

Basketball ist ein laufbetontes, schnelles Ballspiel, bei dem der Ball in einen hohen Korb des Gegners geworfen werden muss. Durch wiederholte Sprünge zum Korb, durch häufige Ballverluste und durch die geringe Spielerzahl bleibt wenig Zeit zur Erholung. Die Verletzungsgefahr ist bei den Sprüngen nicht zu unterschätzen. Insgesamt ein Spiel, das weniger geeignet für Herzkranke ist.

Volleyball

Zwei Mannschaften versuchen, einen Ball über das Netz so zu schlagen, dass es der gegnerischen Mannschaft nicht gelingt, den Ball vor dem Auftreffen im eigenen Feld wieder ins Spiel zu bringen. Bei Freizeitsportlern handelt es sich mehr um ein Stehspiel, das von sporadischen Armbewegungen unterbrochen wird, denn um ein Laufspiel. Der Trainingseffekt für das Herz-Kreislauf-System ist dementsprechend gering. In Herzsportgruppen wird auf den "Block", d. h. auf das Hochspringen am Netz zur Abwehr gegnerischer Angriffe verzichtet. Dadurch wird die Verletzungswahrscheinlichkeit durch Gerangel am Netz geringer. Außerdem wird das Spiel langsamer. Unter diesen Umständen ist gegen Volleyball für Herzkranke nichts einzuwenden. Es wird in Herzgruppen häufig nach der Gymnastik gespielt.

Faustball

Ähnlich wie beim Volleyball wird ein Ball zwischen zwei durch ein Netz oder eine Schnur getrennte Spielfelder hin und her geschlagen. Im Gegensatz zum Volleyball darf der Ball aber nach jedem Schlag einmal auf dem Boden aufkommen. Die Laufarbeit und damit der Trainingseffekt ist bei kleinen Mannschaften gar nicht so gering. Als spielerischer Anteil der sportlichen Betätigung in den Herzgruppen hat es sich einen festen Platz erobert, da es in jeder Altersgruppe zu spielen ist.

Fußball

Die Größe des Fußballfeldes erlaubt ein ausgiebiges Lauftraining. Hinzu gesellt sich der Spielspaß. In der Halle wird Fußball von kleinen Mannschaften auf engerem Raum gespielt. Hierbei wird das Spiel schneller. Der Krafteinsatz bei Schüssen und beim Zweikampf kann über das für Herzkranke vorteilhafte Maß hinausgehen. Fußball ist damit eine Sportart, die für Patienten mit einer Durchblutungsstörung des Herzens nicht uneingeschränkt zu befürworten ist.

Regelmäßige Lebensführung

Eine regelmäßige Lebensführung ist grundsätzlich vorteilhaft für Patienten mit einer Durchblutungsstörung des Herzens. Ausreichender Schlaf, eine ausgewogene Ernährung, regelmäßige körperliche Betätigung, Meidung von Stressfaktoren nehmen die Last vom Herzen.

Stress reduzieren

Stress wird als ein Risikofaktor für Herz-Kreislauf-Erkrankungen angesehen. Stress bedeutet eine hohe seelische Beanspruchung, die nicht nur vorübergehend anhält. Die Schwelle, ab der man von Stress sprechen kann, ist sehr verschieden. Bis zu dieser Schwelle wird man den Anforderungen, die an einen gestellt werden, noch gut gerecht. Ist die Schwelle überschritten, steigt die innere Anspannung an. Die gestellten Aufgaben werden nicht mehr so leicht erledigt. Schließlich fühlt man sich den Anforderungen nicht mehr gewachsen.

Stress kann eine berufliche Tätigkeit unter dauernder Zeitnot darstellen. Auch die Angst vor dem Alleinsein kann Stress bedeuten. Oder die Trennung vom langjährigen Partner. Drohende Arbeitslosigkeit, große berufliche und private Abhängigkeit, Schulden und vieles mehr sind als Stress einzustufen. Die Reaktionen auf Stress sind sehr verschieden. Manche werden hektisch, nervös und aggressiv. Andere "fressen" alles in sich hinein.

Krankheiten, die in ihrer Entstehung mit Stress verbunden sind, sind seit langem bekannt. Durchblutungsstörung des Herzens, Bluthochdruck, Magenschleimhautentzündung und Magengeschwür zählen zu den häufigsten. Früher galt daher die Durchblutungsstörung des Herzens als ausgesprochene "Managerkrankheit". Sie verkörperten für die meisten den Inbegriff des Stress. Ständige Terminhast, mangelnde körperliche Betätigung, wenig Schlaf, häufige Dienstreisen, unregelmäßige Nahrungsaufnahme usw.

Patienten mit einer Durchblutungsstörung des Herzens sollten, insbesondere wenn schon ein Herzinfarkt eingetreten ist, ihr Lebenstempo zurückschrauben. Vor allem im Berufsleben ist dies mit Schwierigkeiten verbunden. Arbeitskollegen wie Vorgesetzte verstehen meist nicht, dass die Leistungsbereitschaft zwar vorhanden ist. Das Leistungsvermögen kann aber nur durch behutsamen Umgang mit der eigenen Gesundheit erhalten werden. Mehrere Aufgaben auf einmal sollten nicht angenommen werden. Arbeiten unter großem Zeitdruck sind ungünstig. Regelmäßige Pausen sind wichtig.

Die Einnahme regelmäßiger Mahlzeiten ohne Zeitnot ist selbstverständlich. Wird die Mittagspause nicht zu einem warmen Essen genutzt, sollte stattdessen ein Spaziergang eingelegt werden. Entspannungsübungen können in lockerer Folge in den Tagesablauf eingefügt werden. Kurse zur Verarbeitung von Stress bieten Krankenkassen oder Volkshochschulen im Rahmen der Gesundheitsförderung an.

Die Freizeit sollte im vernünftigen Rahmen aktiv verbracht werden. Fernsehorgien sind nicht geeignet, die am Tage anfallende Anspannung zu lösen. Besser sind Spaziergänge, Konzertbesuche, Sport. Kreative Hobbys können ebenfalls einen guten Ausgleich für eintönige berufliche Tätigkeiten bedeuten.

Normalisierung des Körpergewichts

Viele Herzkranke haben Übergewicht. Es belastet Herz und Gefäße. Nun kennt jeder in seinem Bekanntenkreis mehrere Menschen, die vergeblich versucht haben, überflüssige Pfunde loszuwerden (Abb. 39). Er weiß daher, dass der freundliche Hinweis des Arztes, das Gewicht müsse runter, nicht so leicht zu befolgen ist. Es gibt eine Vielzahl von Diäten, die auf die Reduzierung des einen oder des anderen Lebensmittelbestandteils zur schnellstmöglichen Gewichtsreduktion setzen. Angepriesen werden u. a. Diäten mit Eiweißreduktion, Fettreduktion, Kohlenhydrat-(Zucker-, Mehl-)reduktion. Hinzu kommen Diäten, die auf einem einzigen Nahrungsmittel aufbauen wie die Karottendiät, Apfeldiät, Reisdiät, Kartoffeldiät und viele mehr. Alle diese Diäten haben den Nachteil, dass durch einseitige Ernährung ein Mangel entsteht.

Letztlich ist das Ziel aller Diäten das gleiche. Man soll weniger essen als man benötigt. Denn: Wer abnehmen möchte, muss hungern. Dazu muss die Gesamtzahl der Kalorien gesenkt werden. Es sollte aber auf eine ausgewogene Ernährung geachtet werden. Am leichtesten gelingt dies, wenn fette und süße Speisen verringert werden. Als Ersatz eignen sich Salate und Gemüse. Sie weisen einen hohen Anteil an Ballaststoffen auf. Ballaststoffe haben keine Kalorien. Der Körper kann bestimmte Faseranteile in den Nahrungsmitteln nicht verwerten. Sie führen aber zu einem vorübergehenden Sättigungsgefühl.

Der Gewichtsverlust ist in den ersten Wochen aufgrund des Wasserverlusts größer als in den darauf folgenden Monaten. Während anfangs bis zu 3 kg in einer Woche abgenommen werden, sind nach 3–4 Wochen Gewichtsabnahmen von ca. 1–2 kg pro Monat die Regel.

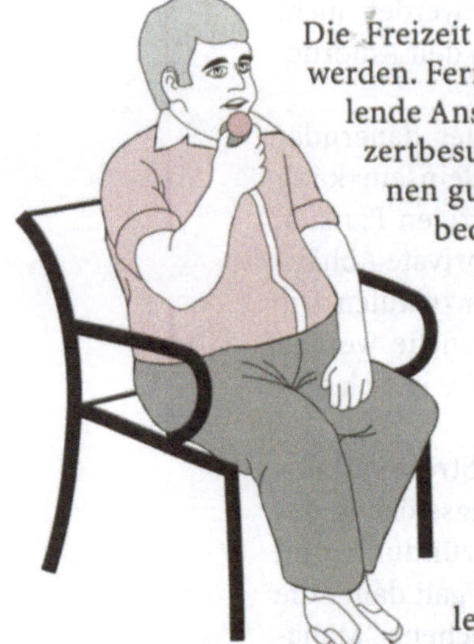

Abb. 39.
Übergewicht belastet das Herz. Übergewichtige haben ein höheres Risiko, eine Herzkrankheit zu bekommen

Auch ein zwischenzeitlicher Stillstand stellt keinen Misserfolg dar. Der Körper stellt sich in Hungerszeiten um. Wird weniger gegessen als vom Körper benötigt, so werden auch weniger Kalorien verbraucht. Dies gelingt dadurch, dass nur lebenswichtige Funktionen vom Zellstoffwechsel aufrechterhalten werden. Für andere Aufgaben wird weniger Energie bereitgestellt. Dies führt aber dazu, dass man zwar viel weniger·isst, aber trotzdem nicht viel abnimmt. Hier hilft nur Hartnäckigkeit.

Ein vielfach geschildertes Problem ist die rasche Gewichtszunahme nach einer Diät. Häufig wird dabei das frühere Gewicht sogar noch übertroffen. Das liegt daran, dass der Körper lange Zeit das "richtige" Gewicht im Gedächtnis behält. Dieses Gewicht möchte der Köper nach der Diät schnell wieder erreichen. Hierzu braucht er aber mehr Kalorien als normal. Diese werden durch ein gesteigertes Hungergefühl eingeklagt. Wer sich nach einer Diät wieder so weit satt isst, dass dieses Hungergefühl verschwindet, isst im Grunde zuviel. Das alte Gewicht wird schnell wieder erreicht. Diäten, die nur wenige Wochen dauern, sind daher von vornherein zum Scheitern verurteilt. Eine langfristige Umstellung der Ernährungsgewohnheiten ist erforderlich.

Wie nimmt man Gewicht ab?
Allgemeine Tipps

Die Normalisierung des Körpergewichts bei Herzkranken ist noch wichtiger als bei Gesunden. Das belastete Herz wird vom zusätzlichen Gewicht unnötig beansprucht. Die Kenntnis dieses Sachverhalts stellt schon eine gute Motivation zum Abnehmen dar. Wer erfolgreich abnehmen will, muss regelmäßig essen. Ungeplante Imbisse zwischendurch lassen die Kalorien schnell über das gewollte Maß hinaus anschwellen. Der Verzicht auf Süßigkeiten ist selbstverständlich.

Kurzfristige Diäten bringen nichts. Eine langfristige Umstellung der Essgewohnheiten ist erforderlich. Das gesamte Vorhaben Gewichtsabnahme ist in einen größeren Rahmen einzupassen. Regelmäßiger Sport erleichtert das Verbrennen von Kalorien. Ablenkung vom Thema Essen ist wichtig. Lieber einmal

Übersicht:
Was man sonst noch zur Gewichtsabnahme tun kann

- Planen Sie 3 Mahlzeiten pro Tag.
- Essen Sie nichts zwischendurch.
- Wenn sie eine vierte Mahlzeit vorhaben (Kaffee und Kuchen), dann streichen sie eine andere.
- Essen Sie zu festgelegten Zeiten.
- Essen Sie nichts mehr nach 18:00 Uhr.
- Essen Sie nur die Hälfte von dem, was sie sonst essen.
- Essen sie niemals soviel, dass sie richtig satt sind.
- Essen Sie abends nicht mehr warm.
- Essen Sie nichts beim Fernsehen.
- Trinken Sie nur sehr wenig Alkohol.
- Essen Sie keine Süßigkeiten.
- Meiden Sie süße Früchte (Äpfel, Bananen etc.). Vitamin C ist auch in Paprika enthalten.
- Beschäftigen Sie sich mit etwas anderem, wenn sie zwischendurch Hunger bekommen.
- Essen Sie nichts vor den Mahlzeiten.
- Trinken Sie genügend Wasser oder gering gesüßten Tee statt Limonade.
- Wiegen Sie sich nicht jeden Tag, sondern höchstens einmal pro Woche.
- Geben Sie nicht auf, bevor Sie ihr Zielgewicht erreicht haben.

etwas frische Luft tanken, wenn der Hunger kommt. Handwerklich betonte Hobbies erlauben keine gleichzeitige Nahrungsaufnahme.

Blutfette senken

Nicht nur die Gewichtsabnahme stellt einen Anlass für eine Diät dar. Auch eine Erhöhung der Blutfette – hier insbesondere des Cholesterins – kann durch eine geänderte Ernährung gemildert oder beseitigt werden. Die Tipps für Patienten mit erhöhten Cholesterinwerten im Blut sind einfach:

◆ Mageres Fleisch in wenig Fett gebraten ist zu bevorzugen, ebenso magere Schinken- oder Bratensorten. Ungeeignet sind Hackfleisch und Mett (hoher Fettanteil), Innereien und jegliches Fleisch mit sichtbarem Fett sowie alle fetten Wurstwaren. Fleisch vom Schwein, Rind und Kalb ist gleichermaßen geeignet, wenn es mager ist.

◆ Ente und Gans sollten gemieden werden. Sie enthalten zuviel Fett. Die restlichen Geflügel sind zu empfehlen.

◆ Pflanzenöle und Pflanzenfette außer Kokosöl sind geeignet. Butter, Sahne, Mayonnaise, Schmalz und Speck enthalten hingegen zuviel Cholesterin.

◆ Alle Magermilchprodukte und Käse bis zu einem Fettanteil von 30% i. Tr. können unbedenklich genossen werden. Vollmilchprodukte sowie Milcheiskrem sind ungünstig.

◆ Getreideprodukte sind geeignet, sofern zu ihrer Zubereitung wenig Fett und kein Eigelb verwendet wurden.

◆ Alle Gemüse und Obstsorten bis auf Avocados (hoher Fettgehalt) und Bananen (hoher Zuckergehalt) sind ein wertvoller Bestandteil der Ernährung bei hohen Blutfetten.

◆ Getränke sollten ungesüßt sein (auch Weine). Alkohol ist in kleinen Mengen erlaubt.

Mit dem Rauchen aufhören

Die meisten Raucher werden sich mit diesem Thema schon beschäftigt haben. Viele werden es schon einmal versucht haben, einige auch wiederholt. Obwohl heute fast jedem klar ist, dass das Rauchen, insbesondere das Zigarettenrauchen, die Entstehung einer ganzen Reihe von Erkrankungen begünstigt, sind doch einige Patienten mit Herz-Kreislauf-Erkrankungen weiterhin Raucher. Dies zeigt, dass mit einer reinen Aufklärung über die Gesundheitsschädigung des Tabakrauchs kein Erfolg zu erwarten ist.

Aufhören wollen!

Als Grundvoraussetzung ist unabdingbar, dass sich der Raucher entschließt, mit dem Rauchen aufzuhören. Ohne den Raucher geht nichts. Ärzte, Freunde, Familienmitglieder werden in ihren Hilfebemühungen keinen Erfolg haben, solange der Raucher noch "Spaß" am Rauchen hat und nicht aufhören will. Ist jedoch einmal der Entschluss zur Entwöhnung gefasst, so stehen eine Reihe von Wegen offen in ein gesundes und beschwerdefreies Leben ohne Zigaretten.

Die Punkt-Schluss-Methode

Der überwiegende Teil der Exraucher hat von einem Tag auf den anderen, meist ohne direkte fremde Hilfe, das Rauchen aufgegeben. Günstig hierfür ist es, einen Termin festzulegen, ab dem nicht mehr geraucht wird. Diesen kann man schon vorab bekannt geben. Häufig lässt sich so die Motivation, wirklich anzufangen mit dem Aufhören, steigern. Bis zum ausersehenen Termin raucht man so viel man will. Auch das Abschließen von Wetten kann hilfreich sein. Das schlagartige Aufhören hat den Vorteil, dass man sich nicht mit umfangreichen Programmen zur Verhaltensänderung beschäftigen muss. Zudem ist es leichter aufzuhören, wenn kein Kontakt mehr zu Zigaretten besteht. Man hört einfach auf – und Schluss!

Die Zigaretten werden förmlich aus dem eigenen Leben geworfen. Statt gierig hinter jeder Zigarette hinterherzuschnüffeln, verdrängt man jede Wahrnehmung, die mit Zigaretten zu tun hat. Zigaretten, die andere rauchen, werden nicht gesehen und nicht gerochen. Jeder Gedanke, der sich mit Zigaretten beschäftigt, wird sofort verdrängt. Die Aufmerksamkeit wird etwas anderem zugewandt.

Mit dieser Form der Autosuggestion, d. h. der Selbstbeeinflussung, dass Zigaretten gar nicht existieren, lässt sich gut über die ersten Tage kommen. Erfahrungsgemäß ist die körperliche Gier nach dem Suchtstoff Nikotin nach einer Woche verschwunden oder zumindest stark abgeklungen. Durch das Nicht-

Hören-/Nicht-Sehen-/Nicht-Riechen-Training der ersten Woche ist man gut gewappnet für die zweite Phase. Jetzt werden Reize aus dem alltäglichen Leben an Bedeutung gewinnen, die vorher fest mit dem Rauchen einer Zigarette verbunden waren. Wenn andere rauchen – man sieht es nicht. Wie schön war doch die Zigarette nach dem Essen – man erinnert sich nicht. Bei der Arbeit – es ist angenehm, beide Hände frei zu haben. Wenn Alkohol getrunken wird – der Alkohol allein reicht. Jeder Tag, den man in dieser selbst erschaffenen, zigarettenlosen Umgebung verbracht hat, bringt einem dem Ziel, Nichtraucher zu bleiben, näher.

Ablenkungen jeglicher Art unterstützen den Weg ins Nichtraucherleben. Statt Langeweile ist Aktivität angesagt. Typische Situationen, in denen früher geraucht wurde, werden gemieden. Tritt das Verlangen nach einer Zigarette auf, so reicht es meist, sich für wenige Minuten mit etwas ganz anderem zu beschäftigen. Das Verlangen wird schon in kurzer Zeit vergessen.

Ausführliche Tipps und Hilfestellungen sind u. a. der Broschüre "Ja, ich werde Nichtraucher" der Bundeszentrale für gesundheitliche Aufklärung, Köln (dort kostenlos erhältlich), zu entnehmen.

Akupunktur und Hypnose

Akupunktur und Hypnose bieten all denen eine Stütze, die sich wünschen, das Nichtrauchen auf einem sanften Weg zu erreichen. Dem Akupunkteur oder Hypnotiseur wird die eigentliche Arbeit zugeschoben. Er übernimmt die Rolle desjenigen, der die Zigaretten aus der eigenen Wahrnehmung verschwinden lässt, sei es mit der Nadel oder mit der geistigen Beeinflussung durch Hypnose. Beide Methoden sind gut geeignet, über die ersten Tage und auch Wochen des Nikotinentzugs hinwegzuhelfen. Später muss auch hier vom Exraucher Arbeit geleistet und die Gier nach Zigaretten gemeistert werden.

Die Ergebnisse sind bei beiden Verfahren gut. Nach 6 Monaten wird über einen Anteil von 30–50% der anfänglich Behandelten berichtet, die weiterhin nicht rauchen. Spätergebnisse liegen nicht vor. Es gibt jedoch keinen Anlass, höhere Rückfallquoten als bei anderen – bis zu diesem Zeitpunkt gleichwertigen

– Methoden anzunehmen. Die Kosten für die Behandlung liegen i. allg. unter den unmittelbaren Kosten für 3 Monate Zigarettenrauchen

Raucherentwöhnungskurse

Wer es sich nicht zutraut, von heute auf morgen mit dem Rauchen aufzuhören, der kann eine schrittweise Entwöhnung wählen. Der Umgang mit der Zigarette gehört hierbei weiterhin zum Alltag und wird sogar sehr ins Bewusstsein gerückt. Deshalb ist die Unterstützung durch Außenstehende vorteilhaft. In organisierten Kursen zur Entwöhnung vom Zigarettenrauchen bietet sich die Gelegenheit, mit anderen Menschen in der gleichen Situation das angestrebte Ziel zu verfolgen. Das Nichtrauchen wird zum Gruppenerlebnis. Die Kursleiter sind psychologisch geschulte Personen, die zugleich überwachen, beraten und unterstützen. Wer glaubt, nicht allein von der Zigarette loskommen zu können, ist hier gut aufgehoben.

Termine und Orte können über Krankenkassen und Volkshochschulen erfragt werden (z. B. "Nichtraucher in 10 Wochen" der Bundeszentrale für gesundheitliche Aufklärung). Die Teilnehmergebühr liegt unter den Ausgaben für 3 Monate Zigarettenrauchen.

Nikotinersatz

Zusätzlich zu einem der genannten Verfahren, jedoch nicht für sich allein, kann die Gabe von Nikotin durch den Arzt sinnvoll sein. Die Entzugssymptome zu Beginn der Entwöhnung werden gelindert, und damit erhöhen sich die Erfolgschancen für eine Raucherentwöhnung. Nikotin kann als Kaugummi oder als Pflaster vom Arzt verschrieben werden. Anfangs wird eine Dosis gewählt, die der früher an einem Tag mit der Zigarette aufgenommenen Menge entspricht. Über etwa 3 Monate wird die Dosis schrittweise bis auf Null reduziert.

Raucherentwöhnungskurse mit Einsatz von Nikotinersatzmitteln sind mit 40% Exrauchern nach einem Jahr recht erfolgreich. Die Kosten für die Nikotinsubstitution sind vom Raucher selbst zu tragen, liegen jedoch unter den Ausgaben für Zigaretten für 3 Monate.

Begleitende Maßnahmen

Gleich für welche Methode man sich entscheidet, ist es zweckmäßig, den Lebensrhythmus etwas abzuändern. Aktivität, die von typischen Rauchsituationen ablenkt, ist besonders nützlich. Wer z. B. joggt, schwimmt, handwerkt, bastelt etc., hat gar keine Zeit zum Rauchen. Überhaupt wird man finden, dass man jetzt, da man nicht mehr raucht, bedeutend mehr Zeit übrig hat, die sich sinnvoll nutzen lässt.

Um nicht von einer Gewichtszunahme überrascht zu werden, sollte gleich zu Beginn die Ernährung auf leicht verdauliche, ballaststoffreiche Kost eingestellt werden. Dies fördert zusätzlich die Verdauung, die früher durch das Nikotin angeregt wurde. Aber auch eine Gewichtszunahme von wenigen Kilogramm, wie sie in einigen Fällen beobachtet wird, ist nach wenigen Monaten wieder rückgängig zu machen. Dann hat sich der Organismus auf die neuen Verhältnisse eingestellt.

Die positiven Elemente des Entschlusses, mit dem Rauchen aufzuhören, sollten immer im Vordergrund stehen. Man ist jetzt körperlich leistungsfähiger, der morgendliche Husten verschwindet, die Zähne strahlen wieder, man fühlt sich freier, man fühlt sich wie neugeboren.

Bei Misserfolgen nicht aufgeben!

Sollte es nicht beim ersten Mal gelungen sein, mit dem Rauchen aufzuhören, so ist dies kein Grund, die Hoffnung ganz aufzugeben. Mit einem abgebrochenen Versuch wachsen die Chancen, beim nächsten Mal Nichtraucher zu bleiben.

Schafft man es, von der Zigarette loszukommen, bevor Organschäden eingetreten sind, so sinkt das Risiko, an einer typischen Raucherkrankheit zu erkranken. Nach 10 Jahren ist fast das Niveau eines "Nie-Rauchers" erreicht. Mit anderen Worten: Wer *rechtzeitig* aufhört, dem wird vieles vergeben.

Regelmäßige Medikamenteneinnahme

Die Medikamente, die vom Arzt zur Behandlung der Durchblutungsstörung des Herzens verordnet werden, sind meist lebenslang einzunehmen. Dies bedingt häufig einen gewissen Verdruss für die Patienten, mit der Folge, dass die Medikamente unregelmäßig eingenommen werden. Für einen dauerhaften Schutz des Herzens müssen die Medikamente jedoch regelmäßig und wie vom Arzt verschrieben eingenommen werden.

Einige Medikamente senken die Häufigkeit von Komplikationen der Durchblutungsstörung des Herzens. Herzinfarkte kommen z. B. seltener vor, wenn mindestens 100 mg ASS pro Tag eingenommen werden. Für Calciumantagonisten wird derzeit noch geforscht, ob der Krankheitsverlauf günstig beeinflusst werden kann. β-Blocker bewirken nach einem Herzinfarkt eine Lebensverlängerung.

Arztbesuch bei neuen oder zunehmenden Beschwerden

Wenn sich die Häufigkeit von Angina-pectoris-Anfällen steigert oder bisher nicht gekannte Atembeschwerden bei Belastung auftreten, sollte umgehend der Hausarzt aufgesucht werden. Diese Symptome sind ernstzunehmende Zeichen einer möglichen Verschlechterung des Krankheitsbildes. Wer früh kommt, dem kann meist besser geholfen werden.

Über eine halbe Stunde anhaltende Brustschmerzen, die auch auf Nitrospray oder Kapseln nicht zurückgehen, müssen sofort klinisch abgeklärt werden. Der Ruf des Notarztwagens ist hier vordringlich (bundeseinheitliche Telefonnummer 112).

Kapitel 7
Komplikationen der Durchblutungs-störung

Herzinfarkt

Der Herzinfarkt ist die wichtigste Komplikation einer koronaren Herzkrankheit. Bestehen Verengungen der Herzkranzgefäße, so kann im Bereich dieser Verengungen leicht ein Blutgerinnsel entstehen, das die Herzkranzarterie schlagartig verschließt. Der von dieser Ader normalerweise durchblutete Teil des Herzmuskels stirbt innerhalb weniger Stunden ab. Der tote Herzmuskel wird dann im Verlauf von Wochen durch Narbengewebe ersetzt. Dieses Narbengewebe kann nicht mehr an der Pumpfunktion des Herzmuskels teilnehmen. Es wird passiv durch den noch gesunden Teil des Herzmuskels mitbewegt. Die Gesamtkraft des Herzens lässt dadurch nach (Abb. 3c).

Wie erkennt man einen Herzinfarkt?

Das entscheidende Erkennungsmerkmal ist ein plötzlicher Schmerz in der Brust. Dieser Schmerz kann so stark sein, dass man von Vernichtungsschmerz spricht. Er wird als Druck oder starkes Brennen empfunden. Man glaubt, der Brustkorb würde zusammengeschnürt. Typischerweise ist der Schmerz hinter dem Brustbein lokalisiert. Er kann aber auch im Bauch und im Rücken allein vorhanden sein. Häufig bleibt der Schmerz nicht auf eine Stelle begrenzt, sondern er strahlt aus, z. B. in den linken oder rechten Arm, in den Hals oder in den Bauch. Zusätzlich tritt kalter Schweiß auf die Haut. Es gesellt sich eine starke Unruhe und Angst hinzu. Meist besteht auch Atemnot.

❤ Symptome des Herzinfarkts

◆ Drücken oder Enge auf der Brust,
◆ Kaltschweißigkeit,
◆ Atemnot,
◆ Kollaps.

Was tun bei Verdacht auf Herzinfarkt?

Bei Einsetzen der Beschwerden hinsetzen. Enge Kleidung öffnen. Frische Luft zuführen. Möglichst ruhig handeln. Lärm unterdrücken. Nur wenige Menschen bei dem Kranken lassen. Ist eine Durchblutungsstörung bekannt, Nitrospray (1–2 Hübe) oder 1 Nitrozerbeißkapsel geben. Gehen die Beschwerden nicht zurück, dann nach 10 min erneut Nitro geben. Sind die Symptome dann noch nicht verschwunden, muss umgehend der Notarztwagen gerufen werden (bundeseinheitliche Telefonnummer 112), um den Patienten ins Krankenhaus zu bringen. Nicht selbst fahren! Dies bedeutet einen weiteren Zeitverlust bis zur lebensnotwendigen Behandlung.

> ♥ Bei Verdacht auf Herzinfarkt
> **Spätestens nach 20 min den Notarzt rufen
> (Tel. 112)**

Was unternimmt der Arzt bei einem Herzinfarkt?

Akutbehandlung

Noch im Notarztwagen wird ein EKG geschrieben und Blut abgenommen zur weiteren Untersuchung. Medikamente zur Besserung der Herzmuskeldurchblutung, zur Schmerzstillung und zur Entlastung des Herzens werden gegeben. Auftretende Herzrhythmusstörungen können rasch erkannt und behandelt werden. Es wird in aller Regel die nächstgelegene Klinik angesteuert, um nicht wertvolle Zeit durch den Transport zu verlieren.

Steht aufgrund der Beschwerden, der EKG-Veränderungen und ggf. der Laborwerte die Diagnose Herzinfarkt fest, so muss rasch die verschlossene Herzkranzader wieder eröffnet werden. Hierzu stehen zwei Verfahren zur Verfügung.

In allen Krankenhäusern ohne eigene Herzkatheterabteilung wird eine medikamentöse Auflösung des Gerinnsels in der Herzkranzader durchgeführt. Diese Behandlung heißt Lyse. Hierbei wird über eine Infusion ein Medikament (Streptokinase, Urokinase, t-PA etc.) gegeben, welches die Blutgerinnung unterdrückt und schon bestehende Gerinnsel auflöst. Diese Behandlung hat jedoch nur solange Sinn, wie der Herzmuskel durch den Verschluss der Herzkranzader nur betäubt, aber noch nicht abgestorben ist. Deshalb ist es wichtig, bei den oben beschriebenen Beschwerden nicht lange zu warten, sondern schnell zu handeln. Jede Minute ist kostbar.

> ♥ **Akutbehandlung beim Herzinfarkt**
> Der sofortige Herzkathetereingriff mit Öffnung der verstopften Ader bringt den besten Erfolg. Wo keine Herzkatheteranlage vorhanden ist, kann eine medikamentöse Auflösung des Blutgerinnsels in der Herzkranzader durchgeführt werden.

Insgesamt schneiden Patienten, bei denen eine Lysebehandlung bei einem Herzinfarkt durchgeführt wurde, besser ab im Vergleich zu denen, die keine Lysebehandlung erhalten haben. Dieser Vorteil bleibt auch bestehen, wenn man die möglichen Komplikationen der Lyse mit in diese Betrachtung einbezieht. In erster Linie können Blutungen auftreten. Diese Blutungen können z. T. sehr ausgedehnt sein. Es ist daher wichtig, dass vor der Lysebehandlung vom Arzt erfragt wird, ob in der Vergangenheit schon eine vermehrte Neigung zu Blutungen bestand. Auch bei einem kürzlich durchgemachten Schlaganfall kann die Lyse nicht durchgeführt werden. Ein frisches Magengeschwür macht die Lyse ebenfalls unmöglich.

In Krankenhäusern mit eigener Herzkatheterabteilung kann statt der Lysebehandlung die verstopfte Ader mit einem Ballonkatheter geöffnet werden. Hierzu ist eine sofortige Herzkatheteruntersuchung erforderlich. Das Blutgerinnsel in der Herzkranzader lässt sich auf diese Weise in weit über 90% der Fälle wieder öffnen. Das Verfahren ist der Lyse überlegen. War eine Lyse erfolglos, so kann ein umgehend durchzuführender Kathetereingriff noch zum Erfolg führen.

Weitere Behandlung bei Herzinfarkt

Intensivstation. War die Lysebehandlung oder die Herzkranz-adereröffnung mittels Herzkatheter erfolgreich, so werden rasch die Schmerzen nachlassen. Der Patient wird zur weiteren Beobachtung auf der Intensivstation behandelt. Anhand der täglichen körperlichen Untersuchung, des EKG und der Laborwerte kann im weiteren Verlauf entschieden werden, wann der Patient auf eine Allgemeinstation verlegt werden kann. Je nach Größe des Herzinfarkts wird dies nach 1–5 Tagen möglich sein. Treten weitere Komplikationen hinzu, ist manchmal auch ein längerer Aufenthalt auf der Intensivstation erforderlich.

Mobilisation nach einem Herzinfarkt. Die Mobilisierung des Herzinfarktpatienten soll so schnell wie möglich durchgeführt werden. Hierdurch lassen sich Komplikationen wie eine Lungenembolie oder eine Lungenentzündung vermeiden. Hierzu wird frühzeitig mit speziellen Bewegungsübungen begonnen. Ist der Infarkt nicht sehr groß, so soll der Patient schon am 1. Tag nach Infarkteintritt für kurze Zeit an die Bettkante und am 3. Tag in den Lehnstuhl gesetzt werden. Nach ca. 5 Tagen darf der Patient langsam auf der Station umhergehen. Das Schema variiert je nach Ausmaß der Schädigung des Herzmuskels erheblich. Bei sehr kleinen Herzinfarkten geht es schneller voran, bei sehr großen Herzinfarkten sehr viel langsamer.

Bis zur 3. Woche wird der Patient zunehmend belastet. Dann wird ein Belastungs-EKG durchgeführt, um die Belastbarkeit messen zu können und um Durchblutungsstörungen, die nur unter Belastung auftreten, erkennen zu können. Fällt das Belastungs-EKG krankhaft aus, d. h. wenn der Verdacht auf eine Durchblutungsstörung besteht, wird möglichst bald eine Herzkatheteruntersuchung durchgeführt. Mit dieser kann geklärt werden, ob eine Behandlung durch Ballonkatheter oder Bypasschirurgie in Frage kommt.

Anschlussheilbehandlung. Nach Beendigung der eigentlichen Krankenhausbehandlung ist in jedem Fall die Durchführung einer Anschlussheilbehandlung zu empfehlen. Dies ist eine Rehabilitationsmaßnahme vergleichbar einer Kur. Sie wird spätestens 2 Wochen nach Entlassung aus dem Krankenhaus angetreten.

Im Rahmen der Anschlussheilbehandlung werden im Rahmen von Vorträgen eingehende Informationen über die Erkrankung vermittelt. Ein kontinuierliches Belastungstraining soll den Patienten behutsam an seine individuelle Leistungsfähigkeit heranführen. Es wird eine intensive Ernährungsberatung durchgeführt. Die Risikofaktoren, die eine Verschlimmerung der Erkrankung verursachen können, werden gezielt beeinflusst. Es gibt psychologische und soziale Beratungsangebote. Der Patient wird unter Anleitung an kreative Betätigungen herangeführt.

Insgesamt soll sich der Patient am Ende der Anschlussheilbehandlung sicher mit seiner Erkrankung im Alltag bewegen können. Grundsätzlich soll durch die Anschlussheilbehandlung auch die Berufsfähigkeit erhalten werden. Die weitere Berufstätigkeit hängt dabei v. a. vom Ausmaß der Einschränkung der Leistungsfähigkeit durch den Herzinfarkt ab. Hierzu wird von den behandelnden Ärzten am Ende der Anschlussheilbehandlung eine Beurteilung abgegeben.

Komplikationen des Herzinfarkts

Herzrhythmusstörungen

Herzrhythmusstörungen sind die häufigsten und akut bedrohlichsten Komplikationen eines Herzinfarkts. Normalerweise geht vom sog. Sinusknoten im rechten Herzvorhof ein regelmäßiger elektrischer Reiz aus. Die Erregung breitet sich dann gleichförmig auf den Herzmuskel aus. Durch den plötzlichen Sauerstoffmangel kommt es zu einer gesteigerten Erregbarkeit des vom Absterben bedrohten Teils des Herzmuskels. Extraschläge sind die Folge. Treten diese nur vereinzelt auf, ist dies nicht gefährlich. Bei mehr als der Hälfte der Patienten kann man aber mehrere aufeinanderfolgende Extraschläge beobachten. Wenn diese sehr schnell aufeinander folgen und länger anhalten, ist die Herzfunktion beeinträchtigt. Der Blutdruck sinkt. Die Menge Blut, die das Herz auf diese Weise pumpt, sinkt ebenfalls.

Werden die Rhythmusstörungen noch schneller, so ist eine Aufrechterhaltung des Kreislaufs nicht mehr möglich. Kollaps und Bewusstlosigkeit sind die Folge. Ist zu diesem Zeitpunkt schon medizinisch geschultes Personal zugegen, so können geeignete Maßnahmen zur Wiederbelebung ergriffen werden. Schlimmer sieht es aus, wenn zu lange gezögert wurde. Noch heute stirbt etwa die Hälfte der Patienten, die einen Herzinfarkt erleiden, bevor überhaupt ein Arzt gerufen wurde. Ursache sind meist Rhythmusstörungen. Dies unterstreicht eindrücklich, wie wichtig es ist, rasch zu handeln, wenn die Symptome eines Herzinfarkts auftreten.

Papillarmuskelabriss

Die Papillarmuskeln in der linken Herzkammer halten die Sehnenfäden der Mitralklappe. Dadurch wird ein Rückstrom des Blutes in die Lunge verhindert. In den ersten Tagen des Herzinfarkts kommt es gelegentlich zu einem Abriss eines dieser kleinen Muskeln. Die Ventilfunktion der Klappe geht verloren. Das Blut wird statt vorwärts in die Hauptschlagader zurück in die Lunge gepumpt. In kurzer Zeit entwickelt sich eine Herzleistungsschwäche.

Der Arzt erkennt den Papillarmuskelabriss durch eine plötzliche Verschlechterung des Zustands des Patienten. Hört man das Herz ab, so fällt ein neues Geräusch auf, das durch den Rückstrom des Blutes durch die Mitralklappe bedingt ist. Durch Herzultraschall kann der Muskelabriss und die Undichtigkeit der Klappe gesehen werden. Eine rasche Operation mit Ersatz der Herzklappe ist erforderlich. Allerdings geht die Operation im Akutstadium eines Herzinfarkts mit einem größeren Risiko einher.

Loch in der Herzscheidewand – Ventrikelseptumdefekt

Betrifft der Herzinfarkt die Herzscheidewand, so kann diese einreißen. Das Blut wird dann durch die Herzscheidewand wieder in die rechte Herzkammer gepumpt, statt in die Hauptschlagader zu gelangen. Auch hier hört man ein neues Herzgeräusch. Ultraschall ist sehr gut geeignet, das Loch nachzuweisen. Bei sehr großem Einriss ist wegen der schnell eintretenden Herzleistungsschwäche eine rasche Operation zum Verschluss des Defektes notwendig.

Aussackung der Herzkammer – Ventrikelaneurysma

Bei großen Herzinfarkten kann es zu einer Aussackung der Herzkammer im betroffenen Bereich kommen. Statt sich zusammenzuziehen, wird dieses Areal während der Pumpphase passiv nach außen gedrückt. Meist ist dann eine bedeutsame Herzleistungsschwäche vorhanden. An der Stelle der Aussackung ist die Blutströmung in der Herzkammer sehr langsam. Dadurch können Blutgerinnsel entstehen. Diese kleiden die Aussackung dann aus (Abb. 40).

Lösen sich Teile des Blutgerinnsels ab, werden sie in den Kreislauf verschleppt. Sie verstopfen dann die Schlagadern. Dies kann in allen Organen geschehen. Dadurch kommt es zu einem Verlust der Funktion des betroffenen Organs. Die gefürchtetste Folge ist ein Schlaganfall bei Verstopfung einer Hirnschlagader.

Die Verschleppung von Blutgerinnseln aus dem Herzen lässt sich verhindern, wenn dauerhaft die Blutgerinnung unterdrückt wird. Hierzu wird ein Wirkstoff gegeben, der die Bildung von Gerinnungsfaktoren im Blut unterdrückt (Marcumar, Falithrom). Die Wirkung des Medikaments wird durch regelmäßige Blutabnahmen kontrolliert. Nach einer speziellen Schulung kann die Einstellung der Medikamentendosis und die Kontrolle der Blutwerte vom Patienten übernommen werden.

Herzrhythmusstörungen

Unregelmäßigkeiten des Herzschlags können auch ohne vorherigen Herzinfarkt auftreten. Seltene Extraschläge sind unbedenklich. Bei häufigen Extraschlägen oder bei Gruppen zu mehreren Extraschlägen können Symptome wie Schwindel oder Bewusstlosigkeit vorkommen. Eine weitere Abklärung der Rhythmusstö-

Abb. 40a–d.
Ventrikelaneurysma.
a, b: Es ist eine normale linke Herzkammer mittels Herzkatheter dargestellt. In Abb. a ist der Herzmuskel entspannt. In Abb. b pumpt der Herzmuskel das Blut in den Kreislauf.
c, d: Bei der Ausbildung eines Aneurysmas kommt es zu einer Aussackung des Herzmuskels *(Pfeile)*. Auch bei der Pumpaktion des Herzens verschwindet die Aussackung nicht. Die Muskulatur ist hier zugrundegegangen und wurde durch eine Narbe ersetzt

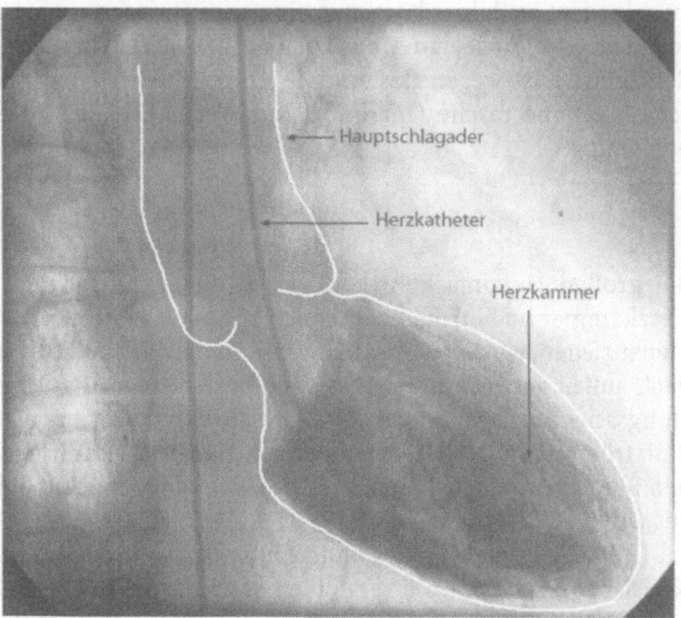

a

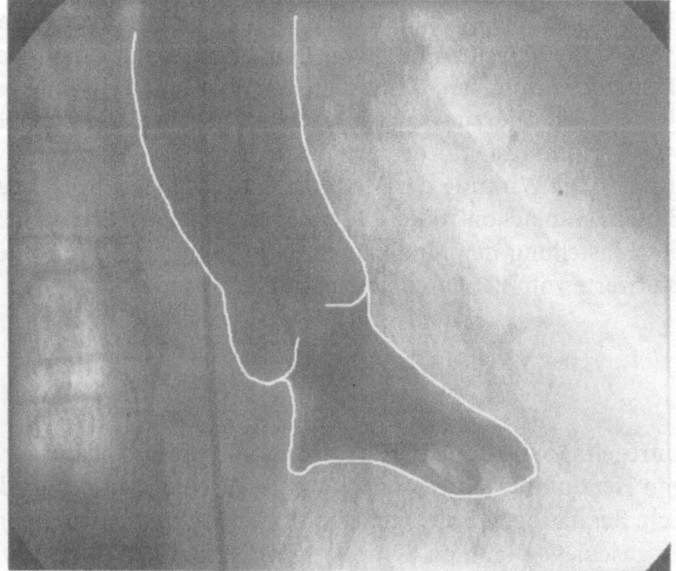

b

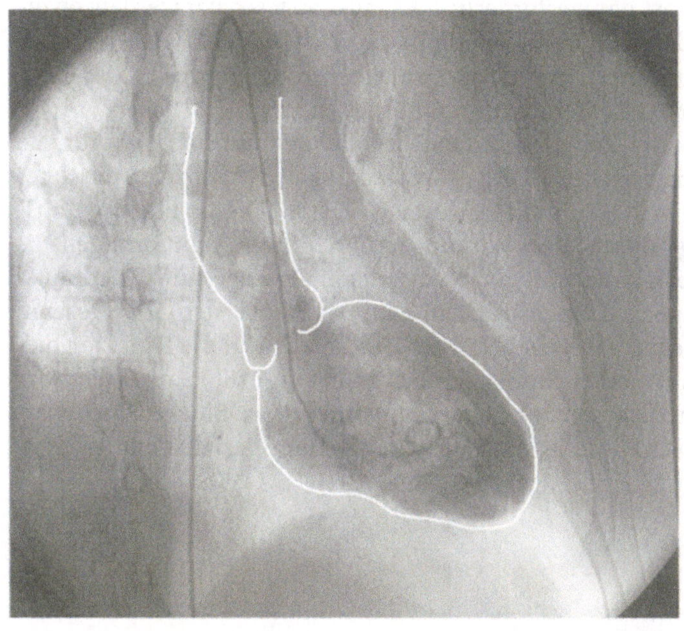

c

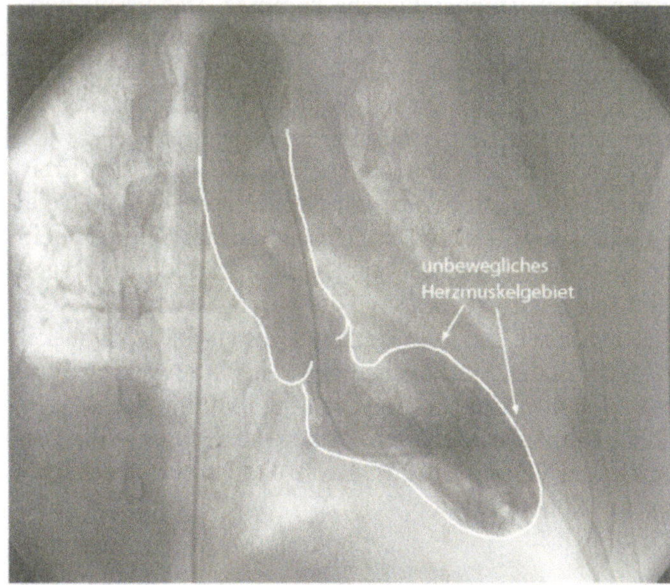

d

rungen ist dann erforderlich. Es muss abgeschätzt werden, ob eine medikamentöse Behandlung ausreicht oder ob spezielle Herzschrittmacher zum Einsatz kommen müssen, die in der Lage sind, schnelle Herzrhythmusstörungen zu unterdrücken.

Bei der medikamentösen Behandlung hat sich für die β-Blocker ein eindeutiger Vorteil für Patienten mit durchgemachtem Herzinfarkt nachweisen lassen. Dieser Effekt ist z. T. bedingt durch eine Wirkung auf Herzrhythmusstörungen. Es gibt noch andere Medikamente, die in der Lage sind, Rhythmusstörungen zu unterdrücken. Langfristig hat sich aber gezeigt, dass sie mitunter eher Nachteile als Vorteile für die Patienten bieten. Es ist daher immer sehr sorgfältig zu prüfen, ob überhaupt eine medikamentöse Behandlung über die β-Blocker hinaus erforderlich ist. In jedem Fall sollte ein Herzspezialist in diese Entscheidung einbezogen werden.

Herzleistungsschwäche – Herzinsuffizienz

Wenn der Infarkt einen großen Teil des Herzmuskels erfasst, kann es zur Herzleistungsschwäche kommen. Das verbliebene, gut durchblutete Herzmuskelgewebe reicht dann für eine normale Pumpfunktion nicht mehr aus. Die Leistungsfähigkeit bleibt langfristig eingeschränkt. Je nach Ausmaß des Herzinfarkts tritt Luftnot bei Belastung oder schon in Ruhe auf.

Da das Blut nicht in ausreichender Menge in den Kreislauf gepumpt wird, staut es sich vor dem Herzen. Ödeme treten auf. Die Beine schwellen an. Drückt man auf das Schienenbein, so bleibt nach dem Loslassen eine Delle stehen, da die weggedrückte Flüssigkeit nicht sofort wieder durch die engen Gewebsspalten zurückfließt. Das Blut staut sich durch die Herzmuskelschwäche auch in den Blutkreislauf des Magens zurück. Dadurch leidet der Appetit. Eine chronische Entzündung der Magenschleimhaut kann entstehen. Bei Rückstau des Blutes in die Lunge kommt es zu Flüssigkeitsaustritt in das Lungengewebe. Die Luftnot nimmt dadurch zu.

Was kann der Patient bei Herzleistungsschwäche tun?

Die wichtigste Maßnahme ist körperliche Schonung. Anstrengende Arbeiten sind zu meiden. Trotzdem ist regelmäßige Bewegung wichtig. Man sollte sich allerdings nie vollkommen verausgaben. Beim Schlafen bringt das Hochlagern des Kopfteils Linderung. Beim Sitzen sollten die Beine hochgelegt werden. Das verhindert die Bildung von Ödemen in den Beinen. Regelmäßige Einnahme der Medikamente ist wichtig für eine dauernde Entlastung des Herzens.

Medikamente zur Steigerung der Herzleistung

Das Gift des Fingerhutes (Digitalispflanze) wird seit über 200 Jahren zur Behandlung der Herzleistungsschwäche eingesetzt. Es bewirkt in geringer Dosis eine Kräftigung des Herzmuskels. Digitalispräparate verlieren auch nach langem Gebrauch nicht ihre Wirkung. Sie werden in der Regel gut vertragen. Ihr Haupteinsatzgebiet sind die fortgeschrittenen Zustände einer Herzmuskelschwäche. Wenige Patienten reagieren allergisch. Allerdings muss darauf geachtet werden, dass nicht mehr als die verordnete Menge eingenommen wird.

Bei Überdosierung kann es zu Herzrhythmusstörungen kommen. Außerdem stellt sich ein verändertes Farbempfinden ein. Man sieht gelb. Kopfschmerzen, Müdigkeit, Schlaflosigkeit und Depressionen treten auf. Übelkeit und Erbrechen sind nicht selten. Bei den genannten Erscheinungen sollte unbedingt der Arzt aufgesucht werden.

Eine weitere Gruppe von Wirkstoffen, die in der Lage sind, die Herzleistung zu steigern, sind die sog. Phosphodiesterasehemmer. Hierunter fallen Wirkstoffe wie Enoximone und Amrinone. Die Herzfunktion wird durch diese auch bei starker Einschränkung der Herzleistung um bis zu 50% gesteigert. Langfristig überwiegen aber die negativen Effekte. Deshalb werden diese Medikamente nur zur vorübergehenden Überbrückung unter stationärer Kontrolle im Krankenhaus eingesetzt.

Medikamente, die die Herzarbeit senken

Die Arbeit des Herzens lässt sich mit verschiedenen Medikamenten verringern. Die Ansatzpunkte im Kreislauf sind unterschiedlich. Ein Teil der Medikamente verringert den Widerstand, gegen den das Herz anpumpen muss. Andere verringern die Blutmenge, die zum Herzen strömt.

Wassertreibende Mittel – Diuretika

Wassertreibende Mittel gehören zur Basisbehandlung der Herzleistungsschwäche. Durch eine Steigerung der Urinausscheidung wird das Blutvolumen verkleinert. Der Druck, mit dem das Blut zum Herzen zurückströmt, wird geringer. Die Ausbildung von Flüssigkeitsansammlungen im Gewebe wird damit verhindert. Es wird jedoch nicht nur der Flüssigkeitshaushalt, sondern auch der Elektrolythaushalt beeinflusst. Der Gehalt des Bluts an Kalium, Natrium und Calcium wird verändert. Dadurch kann es zum Auftreten von Herzrhythmusstörungen kommen. Die Elektrolytwerte müssen daher durch Blutabnahmen kontrolliert und ggf. durch die Zufuhr oder vermehrte Ausscheidung von Elektrolyten korrigiert werden.

Bei Patienten, die an Diabetes mellitus (erhöhtem Blutzucker) leiden, kann sich die Stoffwechsellage verschlechtern. Selten bricht ein bis dahin unbekannter Diabetes unter der Therapie mit Diuretika aus und wird behandlungsbedürftig. Der Blutzucker muss daher ebenfalls kontrolliert werden.

Mittel zur Gefäßerweiterung – Vasodilatanzien

Die Namen der Wirkstoffe dieser Gruppe enden meist mit "pril" oder "sartan". Sie wirken im Wesentlichen gleichartig auf den Kreislauf. Durch eine Erweiterung der Arterien sinkt der Widerstand, den das Gefäßsystem dem Blutfluss entgegensetzt. Die Pumparbeit wird damit für das Herz leichter. Dies ist vergleichbar mit dem Fließen des Wassers in verschieden dicken Wasserleitungen. Um Wasser durch eine dünne Leitung hindurch zu pumpen, wird ein höherer Druck benötigt als für eine weite Leitung. Die ACE-Hemmer erreichen ebendiesen Effekt. Die Arbeit wird hierdurch für das Herz leichter. Ist schon ein Herzinfarkt abgelaufen, so kann durch Einnahme eines ACE-Hemmers eine weitere Verschlechterung der Herzmuskelfunktion verhindert werden.

Die vorteilhaften Effekte der ACE-Hemmer gehen noch über die Entlastung des Herzens hinaus. Patienten mit hohem Blutdruck, die ein solches Medikament einnehmen, erleiden in den nächsten Jahren weniger häufig einen Schlaganfall oder einen Herzinfarkt als ohne diese Behandlung. Sind die Nieren durch einen langjährigen erhöhten Blutzucker (Diabetes mellitus) geschädigt, kann das Fortschreiten der Nierenschädigung durch Einnahme eines ACE-Hemmers verlangsamt werden.

Obwohl ACE-Hemmer von der Mehrzahl der Patienten gut vertragen werden, sind doch eine Reihe von Nebenwirkungen beschrieben. Überempfindlichkeitsreaktionen treten v. a. an der Haut auf (Hautrötungen, Ödeme im Gesicht). Die Verdauung kann beeinträchtigt sein. Der Blutdruck sinkt. Das ist jedoch häufig gewünscht. Selten sind Leberfunktionsstörungen oder Nierenfunktionsstörungen. Sehr selten wird das Blutbild verändert. Die häufigste Nebenwirkung ist ein hartnäckiger, trockener Husten, der sich nach Absetzen des Medikaments wieder zurückbildet. In jedem Fall sollte bei Auftreten von Nebenwirkungen der Arzt konsultiert werden, damit ggf. auf ein anderes Medikament umgestellt werden kann.

Sehr ähnlich wirkende Medikamente sind die AT-1-Rezeptorblocker. Bei diesen wird der trockene Husten nicht beobachtet.

Beta-Blocker (β-Bocker)

Beta-Blocker (β-Bocker) senken die Herzfrequenz und den Blutdruck. Beides sind gewollte Auswirkungen auf den Kreislauf bei Herzleistungsschwäche. Einzelne Präparate verringern darüber hinaus auch noch den Widerstand in den Blutgefäßen und reduzieren so die Herzarbeit (Carvedilol). In großen Studien wurde auch für die langfristige Anwendung ein Vorteil für die mit diesem b-Blocker behandelten Patienten nachgewiesen. Die Nebenwirkungen sind in Kap. 6 beschrieben.

Nitrate

Nitrate (z. B. Isosorbiddinitrat oder Isosorbidmononitrat in Iso-ket und vielen anderen Zubereitungen) erweitern die Venen. Durch die Erweiterung der Venen sinkt der Druck, mit dem das Blut zum Herzen zurückfließt. Die Stauung vor dem Herzen wird geringer. Die Beschwerden, die mit dem Blutstau zusammenhängen (Ödeme, Gastritis), können so reduziert werden. Die Nebenwirkungen sind in Kap. 6 beschrieben.

Kapitel 8
Lexikon

Arztbriefe dienen der kurzgefassten, präzisen Informationsvermittlung zwischen den behandelnden Ärzten. Die meisten medizinischen Sachverhalte lassen sich exakt nur mit Fremdwörtern beschreiben, die für den Laien unverständlich sind. Hinzu kommt eine Vielzahl von Abkürzungen, die eine sachgerechte Beurteilung durch den betroffenen Patienten erschweren.

Die folgende Aufstellung von häufig gebrauchten Ausdrücken in kardiologischen Arztbriefen soll Patienten in die Lage versetzen, Informationen aus Arztbriefen, die ihnen in Kopie überlassen werden, richtig zu deuten.

A.: Abkürzung für Arterie (s. dort).

A. femoralis: Leistenschlagader, die zum Bein hin führt.

A. iliaca: Beckenschlagader.

A. radialis: Eine der beiden Schlagadern, die zur Hand hinführen.

A. subclavia: Schlagader, die zum Arm hinführt. Sie verläuft unterhalb des Schlüsselbeins (lateinisch: Clavicula).

A. thoracica: Brustinnenwandader (s. Mammaria-Arterie).

A. ulnaris: Eine der beiden Schlagadern, die im Unterarm zur Hand hinführen.

A.p.: Angina pectoris. Typische Brustschmerzen (Brustenge) bei koronarer Herzkrankheit.

Abciximab: Medikament, das als Infusion bei Ballondehnungen der Herzkranzadern eingesetzt wird, wenn Blutgerinnsel vorhanden sind. Es hemmt die Blutplättchen.

Absolute Arrhythmie: Völlig unregelmäßige Herzaktion. Die Ursache liegt im sog. Vorhofflimmern. Die elektrische Erregung des Herzens geht dann nicht mehr nur vom Sinusknoten, sondern von verschiedenen Stellen des Vorhofs aus.

ACE-Hemmer: Medikament, das den Blutdruck senkt. Es entlastet das Herz durch Verringerung des Widerstandes der Adern.

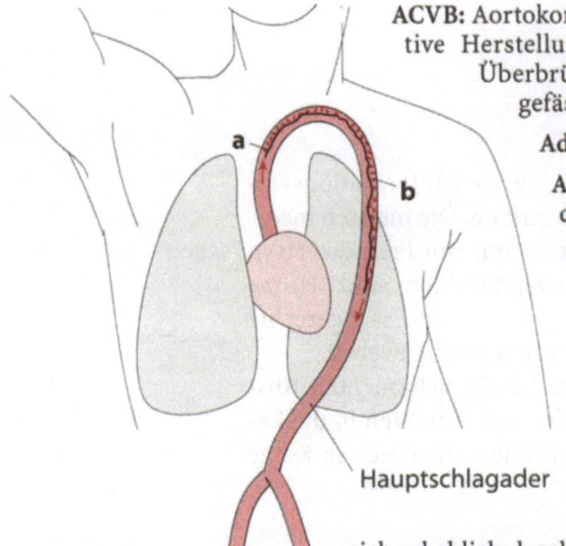

Abb. 41.
Einriss der Hauptschlagader (Aneurysma dissecans). Der Einriss kann heftige Brustschmerzen verursachen. Ein Teil der Aderinnenhaut *(a)* hat sich gelöst. Das Blut sucht sich einen neuen Weg durch die Aderwand *(b)*. Das verursacht die Schmerzen

ACVB: Aortokoronare Venenbypassoperation. Operative Herstellung eines Umgehungskreislaufs zur Überbrückung von Engstellen in Herzkranzgefässen.

Adipositas: Übergewicht.

Akinesie: Unbeweglichkeit eines Teils des Herzmuskels.

Akut: Plötzlich.

Anamnese: Krankengeschichte.

Anastomose: Stelle, an der ein Bypass an eine körpereigene Ader angenäht wurde.

Aneurysma: Aussackung eines Hohlorgans. Kann nach einem Herzinfarkt am Herzmuskel auftreten. Auch die Hauptschlagader kann sich erheblich durch Alterungsprozesse erweitern.

Aneurysma dissecans: Aufweitung der Hauptschlagader mit Einriss der Innenhaut der Ader. Stellt eine sehr plötzliche, schmerzhafte und bedrohliche Erkrankung dar (Abb. 41).

Aneurysma spurium: Aussackung der Arterienaußenhaut nach einer Verletzung der Arterie. Dies kann z. B. nach Herzkathetereingriffen im Bereich der Punktionsstelle der Leistenschlagader vorkommen.

Angina pectoris: wörtlich: Enge des Brustkorbs. Bezeichnung der typischen Brustschmerzen, die bei einer Unterversorgung des Herzens mit Sauerstoff auftreten.

Angiographie: Darstellung von Schlagadern mit Kontrastmittel, das über einen Katheter in die Ader gespritzt wird.

Antiarrhythmikum: Medikament, das gegen Herzrhythmusstörungen eingesetzt wird.

Aorta: Hauptschlagader. Das Blut gelangt aus der linken Herzkammer zunächst in die Aorta und wird dann über ein Geäst von Schlagadern zu den einzelnen Organen transportiert.

Aortenaneurysma: Erhebliche Erweiterung der Hauptschlagader. Ab einem Durchmesser von 5 cm (normal bis 3 cm) der Bauchschlagader muss eine Operation diskutiert werden.

Aorteninsuffizienz: Undichtigkeit der Aortenklappe. Blut fließt aus der Hauptschlagader zurück in die linke Herzkammer. Dieses Blut "pendelt" hin und her, ohne an der Durchblutung der Organe teilzunehmen. Der Herzmuskel wird belastet. Ist die Undichtigkeit groß, muss die Klappe operativ ersetzt werden.

Aortenklappe: Herzklappe zwischen der linken Herzkammer und der Hauptschlagader (Aorta).

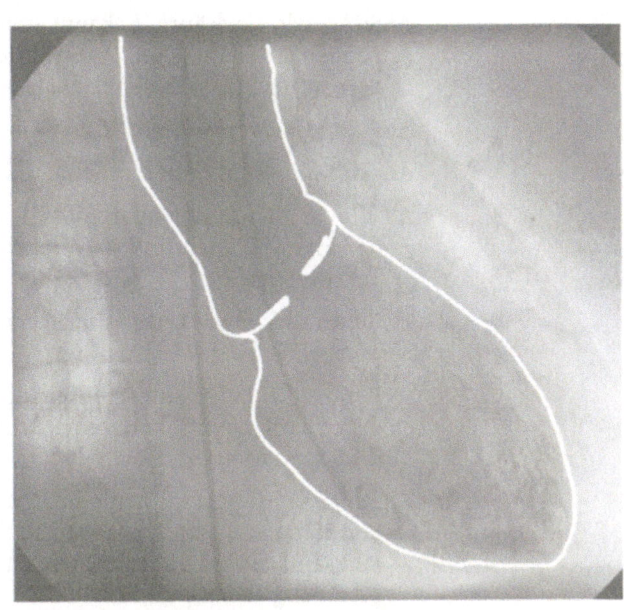

Abb. 42. **Aortenstenose (Verengung der Aortenklappe).** Die Herzklappe, durch die das Blut in den Kreislauf gepumpt wird, ist verdickt und unbeweglich. Ist sie sehr stark verengt, muss sie ersetzt werden

Aortenstenose: Verengung der Aortenklappe. Der Blutfluss vom Herzen zum Körperkreislauf wird eingeschränkt (Abb. 42).

Aortographie: Darstellung des Anfangsteils der Hauptschlagader mittels Kontrastmittel, das über einen Katheter eingebracht wird.

Arterie: Schlagader. Alle Blutgefäße, die vom Herzen wegführen, werden Arterie genannt.

Arterielle Hypertonie: Bluthochdruck. Blutdruckwerte über 155 (oberer Wert) zu 90 (unterer Wert) sind sicher krankhaft und behandlungsbedürftig. Der normale Blutdruck liegt unter 140/90. Der fortwährend erhöhte Blutdruck führt im Verlauf von Jahren zu einer Verkalkung der Schlagadern (Arterien). Die Durchblutung der durch diese Schlagadern mit Blut versorgten Organe ist dann gefährdet.

Arteriosklerose: Verhärtung und Verkalkung der Arterien (Schlagadern).

ASD: Vorhofseptumdefekt. Loch in der Vorhofscheidewand.

ASS: Acetylsalicylsäure. Bekannt unter dem ersten Handelsnamen Aspirin. Es hemmt die Funktion der Blutplättchen und verhindert so Gerinnsel in den Schlagadern und Herzkranzadern.

Atrium : Herzvorhof.

Auskultation: Abhören mit dem Stethoskop (Hörrohr).

AV-Block: Atrioventrikularblock. Die Erregungsleitung zwischen den Herzvorhöfen und den Herzkammern ist behindert. Es gibt 3 Schweregrade:

- Bei Grad I ist die Leitung nur verzögert. Die Herzfrequenz bleibt normal.

- Bei Grad II fallen einzelne Herzaktionen aus. Wird der Puls hierdurch zu langsam, kann eine Schrittmachereinpflanzung erforderlich werden.

- Bei Grad III gelangt keine Erregung mehr von den Vorhöfen zu den Herzkammern. Der Eigenrhythmus der Herzkammern ist so langsam, dass in den allermeisten Fällen eine Schrittmachereinpflanzung erforderlich ist.

aVF, aVL, aVR: Siehe Brustwandableitungen.

AV-Fistel: Abk. für ateriovenöse Fistel. Kurzschlussverbindung zwischen einer Schlagader (Arterie) und einer Vene. Ist die Verbindung groß, muss sie ggf. operativ verschlossen werden.

Ballonangioplastie: Ballondehnung einer Ader.

Ballondilatation: Aufweitung einer Ader mittels eines Ballonkatheters.

Ballonpumpe: Siehe IABP.

Belastungs-EKG: Der Patient wird einer bestimmten Belastung auf dem Fahrrad, auf dem Laufband oder an einer Kletterstufe ausgesetzt. Gleichzeitig wird ein EKG abgeleitet. Aus Veränderungen im EKG kann auf eine Durchblutungsstörung des Herzens geschlossen werden.

β-Blocker/Beta-Blocker: Medikamente, die den Blutdruck senken, die Herzfrequenz senken und Rhythmusstörungen unterdrücken.

Bifaszikulärer Block: Zwei der drei Leitungsbahnen im Herzen sind blockiert. Für die Erregungsleitung steht nur noch eine Bahn zur Verfügung. Kommt bei verschiedenen Herzerkrankungen vor. Kann auch ohne ersichtlichen Grund auftreten.

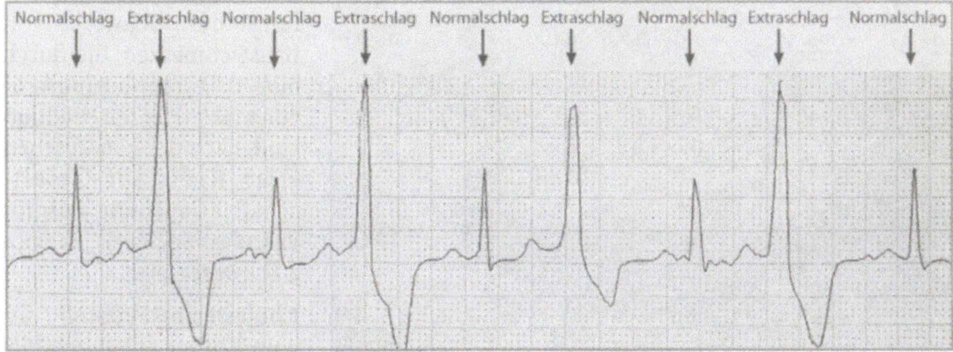

Bigeminus: Extraschläge aus den Herzkammern wechseln sich mit normalen Herzschlägen ab (Abb. 43).

Bikuspide Aortenklappe: Die Klappe hat statt drei Taschen nur zwei. Diese Klappen neigen zu Verengungen mit zunehmendem Alter.

Bland-White-Garland-Syndrom: Nach den Erstbeschreibern benannt. Die linke Herzkranzader entspringt aus der Lungenschlagader und nicht aus der Hauptschlagader. Dies führt zu einer Durchblutungsstörung des Herzens, da im Blut der Lungenschlagader weniger Sauerstoff enthalten ist.

Bradyarrhythmia absoluta: Völlig unregelmäßige und dabei sehr langsame Herzaktion. Zugrunde liegt das Vorhofflimmern (s. dort).

Bradykardie: Langsamer Herzschlag.

Bradykardie-Tachykardie-Syndrom: Siehe Sinusknotensyndrom.

Brustwandableitungen: Zur Ableitung des EKG werden verschiedene Elektroden angebracht, um die Spannungskurven aus verschiedenen Teilen des Herzens zu erfassen. 6 Elektroden werden an der Brustwand befestigt (Wilson-Ableitungen V_1–V_6). 4 Elektroden werden an Armen und Beinen befestigt (Extremitätenableitungen aVL, aVF, aVR, I, II und III).

Bypass: Überbrückungsader, mit der die Durchblutung hinter einem verengten Herzkranzgefäß wiederhergestellt wird.

Cardiac index: = Herzindex (s. dort)

Abb. 43.
EKG bei Bigeminus. Normale Herzaktionen und Extraschläge wechseln sich ab. Diese Herzrhythmusstörung muss nicht unbedingt behandelt werden

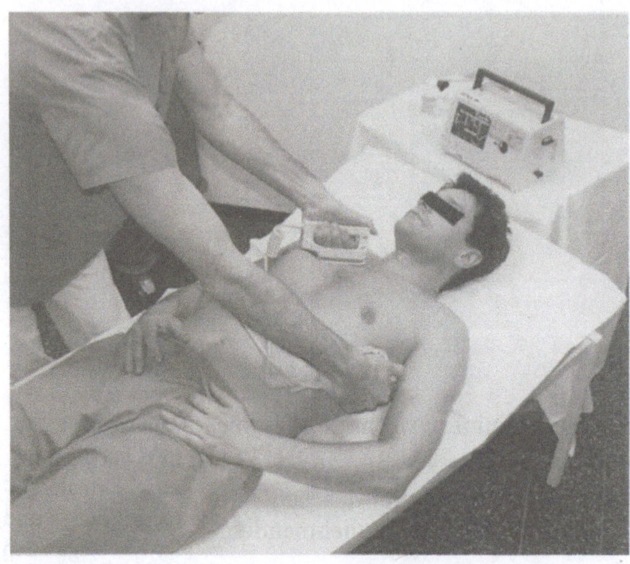

Abb. 44.
**Defibrillation
(Behandlung von
Herzrhythmusstö-
rungen mit Strom).**
Verschiedene Herz-
rhythmusstörun-
gen können mit
Elektroschock be-
handelt werden.
Der Patient wird
hierzu für kurze
Zeit betäubt, sodass
der Eingriff
schmerzfrei ver-
läuft.

CCS-Klassifikation: Einteilung der Schwere von Brustschmerzen, die durch eine Durchblutungsstörung am Herzen bedingt sind, nach der kanadischen Herz-Kreislauf-Gesellschaft (Canadian Cardiovascular Society). Es gibt 4 Schweregrade.

Cholesterin: Fettstoff, der vom Körper selbst gebildet wird und in vielen Nahrungsmitteln enthalten ist. Cholesterin wird als ein Hauptrisikofaktor für die Entstehung der koronaren Herzkrankheit angesehen.

COLD: Manchmal COPD. Abkürzung für chronische Bronchitis mit Verengung der Atemwege.

Compliance: Ist ein Maß für die Dehnbarkeit eines Objekts. Der Begriff wird insbesondere verwendet, um die Fähigkeit der linken Herzkammer zur Füllung mit Blut zu beschreiben. Ist die Compliance erniedrigt, so liegt eine Steifigkeit der linken Herzkammer vor, die verhindert, dass sich die Herzkammer rasch und widerstandsfrei füllt. Die Folge ist eine Einschränkung der Herzleistung.

Cor pulmonale: Belastung des rechten Teils des Herzens durch eine Erhöhung des Blutdrucks in der Lungenschlagader. Als Ursache kommen Lungenerkrankungen, Lungenembolien oder Herzklappenfehler in Betracht.

Couplet: Zwei direkt hintereinander auftretende Extraschläge des Herzens.

Cournand-Katheter: Speziell geformter Herzkatheter, mit dem die Lungenschlagader sondiert werden kann.

Crescendo-Angina: Zunehmende Häufigkeit und Schwere einer Angina-pectoris-Symptomatik im Verlauf von Tagen und Wochen.

D1: erster Seitenast der linken Vorderwandader des Herzens.

Defibrillation: Beseitigung einer lebensbedrohlichen Herzrhythmusstörung mittels Elektroschock (Abb. 44).

Defibrillator, implantierbarer: Spezieller Herzschrittmacher, der über dem Brustmuskel unter die Haut eingepflanzt wird. Er erkennt schnelle Herzrhythmusstörungen und beseitigt sie automatisch mit einem Elektroschock. Patienten, die schon einmal wiederbelebt werden mussten oder bei denen lebensbedrohliche Herzrhythmusstörungen aufgetreten sind, können ein solches Gerät erhalten.

Dekompensation: Verschlechterung eines bis dahin stabilen Zustandes.

Diabetes mellitus: Erhöhter Blutzucker durch verminderte Bildung des in der Bauchspeicheldrüse produzierten Insulins. Diabetes mellitus ist ein Risikofaktor für Durchblutungsstörungen des Herzens.

Diagnostik: Untersuchungen, die durchgeführt werden, um eine Krankheitsursache festzustellen.

Diastole: Phase der Herzaktion, während der sich der Herzmuskel entspannt und mit Blut füllt. Die Austreibungsphase heißt Systole.

Diastolikum: Geräusch über dem Herzen, das während der Füllungsphase der Herzaktion auftritt. Es weist auf einen Herzklappenfehler hin.

Diastolische Herzinsuffizienz: Herzleistungsschwäche, die durch eine Steifigkeit des Herzmuskels bedingt ist. Hierdurch kann sich der Herzmuskel nur schlecht mit dem Blut füllen, das weiter in den Kreislauf gepumpt werden soll.

Digitalisintoxikation: Überdosierung eines Digitalismedikaments. Die Folge sind Herzrhythmusstörungen, Veränderung des Farbempfindens, Übelkeit, Erbrechen.

Dilatative Kardiomyopathie: Siehe Kardiomyopathie.

Dissektion: Abschilferung der Gefäßinnenhaut von der Wand einer Ader, z. B. im Rahmen einer Ballondehnung.

Diuretika: Wassertreibende Medikamente.

Doppler: Die Tonhöhe eines Echos ändert sich, wenn sich das Objekt bewegt, das die Schallwellen zurückwirft (nach C.J.D Doppler benannter Effekt). Das macht man sich zunutze bei der Ultraschalluntersuchung von Blutflussgeschwindigkeiten in den Herz-klappen und den Adern. Die Geschwindigkeiten können als Far-ben kodiert auf einem Bildschirm dargestellt werden (Farbdopp-ler) oder als Ton über Lautsprecher ausgegeben werden.

Dressler-Syndrom: Auftreten von Ergüssen (Wasseransammlun-gen) im Herzbeutel oder in den Rippenfellen nach einer Herz-operation.

Dyskinesie: Statt einer Einwärtsbewegung des Herzmuskels bei der Pumpaktion wird eine Auswärtsbewegung beobachtet. Dies ist Folge eines abgelaufenen Herzinfarkts.

Dyspnoe: Luftnot, die für eine gegebene Belastung unangemessenen stark ist.

Echokardiographie: Untersuchung des Herzens mittels Ultraschall. Herzmuskel und Herzklappen können gut beurteilt werden. Ver-engungen der Herzkranzgefäße sieht man nicht.

Ejektionsfraktion: Anteil der Blutfüllung der linken Herzkammer, der bei einer Herzaktion ausgeworfen wird. Je nach Messmetho-de liegt der Normalwert zwischen 60% und 70%.

Elastic recoil: Englischer Ausdruck für das elastische Zusammen-schnurren einer Ader, direkt nachdem sie mit einem Ballon ge-dehnt wurde.

Elektrolyte: Spurenelemente wie Kalium, Natrium, Magnesium und Calcium. Der Name stammt daher, dass die Anwesenheit eines Elektrolyts zur elektrischen Leitfähigkeit von Wasser führt.

Embolie: Verschleppung eines Blutgerinnsels in eine Schlagader. Kommt das Gerinnsel aus dem Herzen, so spricht man von einer kardialen Embolie.

Endokard: Dünne Innenhaut, die das Herz auskleidet.

Endokarditis: Entzündung der Herzklappen, meist durch Bakterien. Sehr ernsthaftes Krankheitsbild, das mit großer Schwäche und Fieber einhergeht (Abb. 45).

Endokarditisprophylaxe: Bestehen Veränderungen an Herzklappen, die eine Infektion der Klappe mit Bakterien begünstigen, so muss eine vorbeugende Antibiotikabehandlung durchgeführt werden, wenn Eingriffe durchgeführt werden, bei denen Bakterien ins Blut gelangen könnten (z. B. Zahn ziehen, Magenspiegelung etc.).

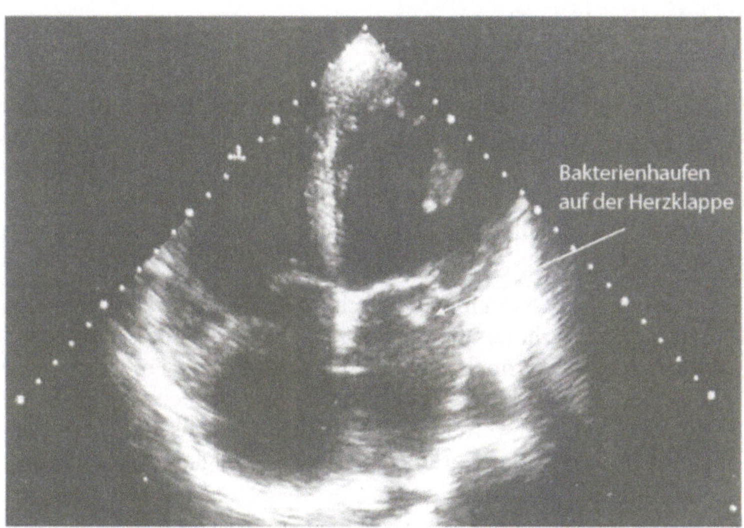

**Abb. 45.
Entzündung einer
Herzklappe (Endo-
karditis).** Eine Herz-
klappe ist mit Bakte-
rien infiziert. Die
Entzündung lässt
sich im Herzultra-
schall nachweisen

Endothel: Adern werden von einer dünnen Zellschicht, dem Endothel, ausgekleidet. Von dieser Zellschicht werden Botenstoffe freigesetzt, die entscheidend dafür sind, wieviel Blut durch die Ader gepumpt werden kann.

Epikard: Das um das Herz herum befindliche Fettgewebe. Hier verlaufen die Anfangsteile der Herzkranzadern.

Ergometrie: Belastungs-EKG. Während einer definierten Belastung wird ein EKG abgeleitet. Dieses wird auf Zeichen einer Durchblutungsstörung am Herzen sowie Rhythmusstörungen untersucht.

Erregungsrückbildungsstörung: Der Herzmuskel wird bei jedem Herzschlag elektrisch erregt. Die Rückbildung dieser Erregung lässt sich einschließlich etwaiger Störungen im EKG nachweisen.

Ersatzrhythmus: Normalerweise gibt der Sinusknoten, ein kleiner Zellhaufen im rechten Herzvorhof, den Takt für das Herz vor. Fällt der Sinusknoten aus, kommt ein Ersatzrhythmus in Gang, der aus einer anderen Region stammt. Dieser Ersatzrhythmus ist langsamer als der reguläre Sinusrhythmus.

Extrasystole: Extraschlag des Herzens, der früher kommt als normal.

Extremitätenableitungen: Siehe Brustwandableitungen.

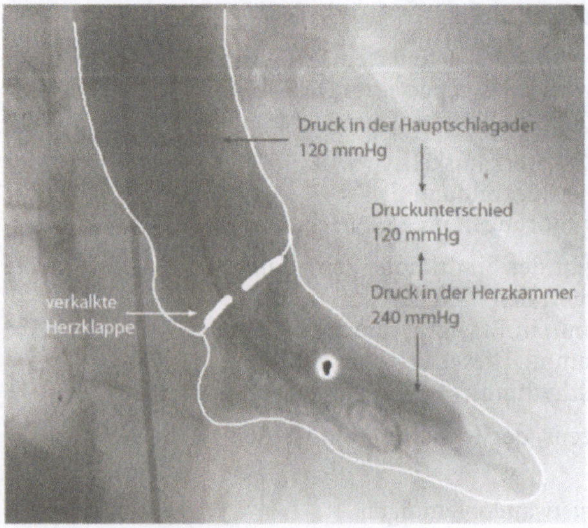

Abb. 46.
Gradient. Bei verengter Herzklappe muss das Herz mehr arbeiten. Der Blutdruck im Kreislauf liegt im Beispiel bei 120 mmHg. In der Herzkammer ist der Blutdruck viel höher (hier 240 mmHg). Der Unterschied zwischen beiden Werten ist der Gradient

Farbdoppler: Siehe Doppler.

Fibrinolyse: Siehe Lyse.

Fick'sches Prinzip: Methode zur Berechnung der Pumpleistung des Herzens. Man bestimmt den Sauerstoffgehalt in der Schlagader und in der Vene, nachdem die Organe mit Sauerstoff versorgt wurden. Je mehr Sauerstoff dem Blut in den Organen entzogen wurde, umso schlechter ist die Pumpleistung des Herzens und umgekehrt.

Foramen ovale: Reste einer Kurzschlussverbindung zwischen den beiden Herzvorhöfen. Bei ca. 20% der Bevölkerung ist mit geeigneten Methoden noch ein Blutfluss durch das Foramen ovale nachweisbar. Es kann mittels Kathetertechniken verschlossen werden, wenn der Verdacht besteht, dass Gerinnsel aus den Körpervenen durch das Foramen ovale in Schlagadern verschleppt wurden.

Globalinsuffizienz: Am Herzen bezeichnet es die Herzmuskelschwäche der rechten und der linken Herzkammer. An der Lunge bezeichnet es eine verminderte Abgabe von Kohlenstoffdioxid in Verbindung mit einer verminderten Sauerstoffaufnahme.

Glykosid: Digitalismedikament. Wird eingesetzt zur Stärkung des Herzmuskels bei ausgeprägter Herzmuskelschwäche.

Gradient: Unterschied zwischen dem Blutdruck vor einem Strömungshindernis und nach einem Hindernis. Je enger eine Herzklappe ist, umso größer ist der Gradient (Abb. 46).

Hämatothorax: Blutiger Erguss im Brustraum. Kommt nach Herzoperationen oder nach Anlage von Venenkanülen in zentrale Venen vor.

Hämodynamik: Gemessene oder berechnete Werte, die den Blutfluss im Kreislaufsystem beschreiben.

Hämoperikard: Blutiger Erguss im Herzbeutel.

HCM: Angeborene Verdickung des Muskels der linken Herzkammer. Die Herzleistung ist dadurch eingeschränkt.

HDL-Cholesterin: Siehe LDL-Cholesterin.

Hebung: Gemeint ist die ST-Hebung (s. dort).

Hemiblock: Blockierung eines der drei Schenkel des Erregungsleitungssystems im Herzen. Die Hälfte (Hemi) des aus zwei Schenkeln bestehenden linken Schenkels ist blockiert. Entweder der linke vordere (linksanterior) oder der linke hintere (linksposterior). Für die Erregungsleitung stehen also noch zwei Schenkel zur Verfügung. Kommt vor bei verschiedenen Herzkrankheiten, aber auch ohne fassbare Ursache.

Heparin: Medikament, das die Blutgerinnung unterdrückt. Es wird als Infusion in eine Vene oder als Spritze unter die Bauchhaut gegeben.

Herzindex: Die Menge Blut, die das Herz in einer Minute pumpt. Zur Vergleichbarkeit zwischen verschieden großen Menschen wird der Wert bezogen auf $1\ m^2$ Köperoberfläche.

Herzinfarkt: Absterben von Herzmuskelgewebe und Ausbildung einer Narbe aufgrund einer plötzlichen Minderdurchblutung des Herzens.

Herzinsuffizienz: Herzleistungsschwäche z. B. auf dem Boden einer Herzmuskelerkrankung oder nach großen Herzinfarkten.

Herzkatheter: Dünner Kunstoffschlauch, der durch eine Schlagader der Leiste oder der Ellenbeuge zum Herzen vorgeschoben wird. Er wird dort zur Druckmessung und zur Röntgendarstellung der Herzkranzgefäße eingesetzt.

Herzkranzgefäße: Diejenigen Schlagadern, die das Herz selbst mit Blut (und damit Sauerstoff und Nährstoffen) versorgen.

Herzminutenvolumen: Die Menge Blut, die das Herz in einer Minute pumpt (Abk. HMV).

Herzrhythmusstörungen: Störung der regelmäßigen Herzschlagfolge. Hierunter fallen einzelne und gekoppelte Extraschläge sowie die völlig unregelmäßige Herzaktion bei Vorhofflimmern.

Herzwandaneurysma: Siehe Aneurysma.

Hinterwandinfarkt: Herzinfarkt, bei dem die Hinterwand des Herzmuskels betroffen ist. Ursache ist eine "Verstopfung" der rechten Herzkranzader (RCA) oder der linken Hinterwandader (RCX).

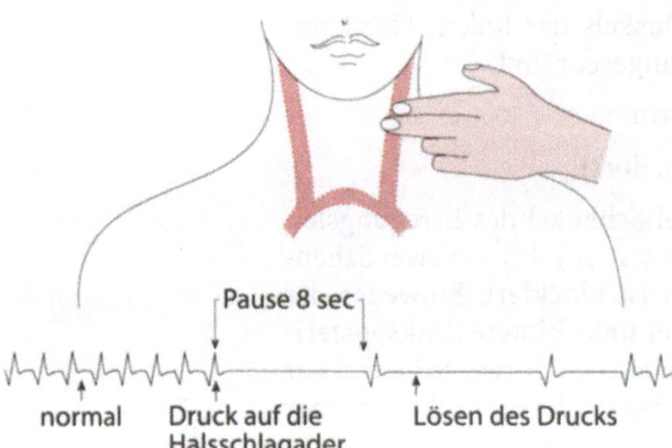

Abb. 47.
Hypersensitiver Karotissinus. Bei leichtem Druck auf die Halsschlagader treten plötzlich Pausen im Herzrhythmus auf, wenn der Karotissinus erkrankt ist. Im Alltag treten häufig Bewusstlosigkeiten auf. Ein Herzschrittmacher muss eingepflanzt werden

HMV: Siehe Herzminutenvolumen.

HOCM: Angeborene Verdickung des Muskels der linken Herzkammer. Zusätzlich besteht eine Verengung durch einen Muskelwulst direkt unterhalb derjenigen Herzklappe, durch die das Blut in den Kreislauf gepumpt wird. Die Herzleistung ist eingeschränkt. Ohnmachten können auftreten. Die Behandlung ist medikamentös oder operativ. Neuerdings können die Adern, die den Muskelwulst mit Blut versorgen, mit Kathetertechniken verstopft werden.

Hypercholesterinämie: Erhöhung des Cholesterins im Blut. Bei der Angabe eines Normalwertes tun sich die Wissenschaftler bisher schwer. Sicher erhöht sind Werte über 240 mg/dl Blut.

Hypersensitiver Karotissinus: Bei Druck auf die Halsschlagader kommt es zu einem Abfall der Herzfrequenz. Treten im Alltag Ohnmacht oder Schwindel z. B. bei Kopfdrehungen auf, so ist eine Herzschrittmachereinpflanzung erforderlich (Abb. 47).

Hypertensive Herzerkrankung: Durch einen lange Jahre erhöhten Blutdruck kommt es zu einer Verdickung des Herzmuskels. Dieser ist nicht so gut beweglich wie ein normal dicker Herzmuskel. Siehe auch diastolische Herzinsuffizienz.

Hyperthyreose: Überfunktion der Schilddrüse. Das Schilddrüsenhormon wird unter Verwendung von Jod hergestellt. Da Jod in Röntgenkontrastmitteln enthalten ist, muss vor einer Herzkatheteruntersuchung eine Überfunktion der Schilddrüse behandelt sein, um keine Entgleisung der Schilddrüsenfunktion zu riskieren.

Hypertonus: Bluthochdruck. Je nach Ursache bekommt er noch einen "Beinamen". Bei Nierenerkrankungen spricht man vom renalen, bei Einengungen der Nierenschlagader vom renovaskulären Bluthochdruck. Findet man keine Ursache, so bezeichnet man ihn als essenziell.

Hypertrophie: Verdickung. Am Herzen ist die Verdickung des Herzmuskels gemeint.

Hypokinesie: Minderbeweglichkeit eines Teils des Herzmuskels als Zeichen einer Durchblutungsstörung oder eines früher abgelaufenen Herzinfarkts.

HZV: Herzzeitvolumen. Die Menge Blut, die in einer bestimmten Zeit vom Herzen in den Kreislauf gepumpt wird.

IABP: Intraaortale Ballonpumpe. Ein Ballon wird über die Leistenschlagader in die Hauptschlagader vorgeführt. Im gleichen Takt wie die Herzaktion wird der Ballon aufgeblasen und wieder abgelassen. Auf diese Weise kann die Durchblutung der Organe bei schwer eingeschränkter Herzmuskelfunktion für wenige Tage unterstützt werden.

Iatrogen: Durch den Arzt bedingt.

ICUS: Ultraschalluntersuchung von Herzkranzadern mittels einer Sonde, die über einen Herzkatheter in die Ader eingeführt wird. Hiermit lassen sich Verkalkungen und Verengungen sowie Einrisse der Ader beurteilen.

Idiopathisch: Eine Krankheitsursache kann nicht gefunden werden.

Idioventrikulärer Rhythmus: Der Herzrhythmus kommt nicht aus dem Sinusknoten im Herzvorhof, sondern aus einem Gebiet des Muskels der Herzkammern. Die Herzfrequenz ist dabei nur wenig erhöht. Ursache sind meist Durchblutungsstörungen des Herzens.

IMA-Bypass: Bypass auf eine Herzkranzader mit der Brustinnenwandader (englisch: "internal mammaria artery").

Indifferenztyp: Die elektrische Achse der Herzaktion kann in verschiedene Richtungen weisen. Es gibt den Linkstyp, den Rechtstyp, den Steiltyp und den dazwischen liegenden Indifferenztyp.

Indikation: Ein bestimmter Eingriff ist aus medizinischen Gründen angezeigt, erforderlich, sinnvoll.

Innenschichtinfarkt: Von einer Durchblutungsstörung des Herzens bei plötzlich verschlossener Herzkranzader ist zuerst die Schicht des Herzmuskels betroffen, die zum Innenraum der Herzkammer hinweist. Wird die Durchblutung rasch wieder hergestellt, bleibt also nur ein Innenschichtinfarkt bestehen. Wenn die Durchblutungsstörung länger anhält, wird die ganze Herzmuskelwand in den Infarkt mit einbezogen. Dann spricht man vom transmuralen Infarkt.

INR: Internationale normalisierte Ratio: Wert, der angibt, um welchen Faktor die Blutgerinnung vermindert ist. Zwischen unterschiedlichen Labors gibt es bei Bestimmung der INR aus ein und derselben Blutprobe keine Abweichungen. Der Quick-Wert (s. dort) kann aber sehr unterschiedlich hoch sein. Deshalb ist die INR dem Quick-Wert überlegen. Der Wert wird regelmäßig bestimmt, wenn gerinnungshemmende Medikamente eingenommen werden (Marcumar oder Falithrom). Je nach dem Grund für die Einnahme des Medikaments muss der Wert zwischen 2 und 4,5 liegen. Unter 2 ist die Wirkung nicht ausreichend, um Gerinnsel zu vermeiden. Über 4,5 ist die Gefahr von Blutungen erhöht.

Instabile Angina pectoris: Zunahme der Häufigkeit und Schwere einer Angina pectoris. Auftreten von Beschwerden auch in Ruhe und über längere Zeit.

Interponierte VES: Extraschlag des Herzens zwischen zwei normalen Herzaktionen, der den Grundrhythmus nicht verändert.

Interventionelle Therapie: Am Herzen ist eine Behandlung mit Herzkathetertechniken gemeint.

Intima: Die feine Haut, die Adern innen auskleidet.

Invasive Verfahren: Eingreifende Verfahren wie z. B. ein Herzkatheter. Nichtinvasive Verfahren sind nicht eingreifend (z. B. Belastungs-EKG).

Ischämie: Durchblutungsstörung.

Ischämiereaktion: Für eine koronare Herzkrankheit typische Veränderung im EKG während körperlicher Belastung. Mit Ischämie ist eine Minderversorgung eines Organs mit Sauerstoff und Nährstoffen gemeint.

ISDN: Abk. für Isosorbiddinitrat. Medikament zur Durchblutungsförderung der Herzkranzgefäße.

Judkins: Amerikanischer Kardiologe, der die Herzkatheteruntersuchung von der Leiste aus mit speziell geformten Kathetern entwickelt hat.

Kalziumantagonisten: Medikamente, die den Blutdruck senken. Manche senken auch die Herzfrequenz und bessern die Durchblutung des Herzens.

Kapillare: Die Kapillaren stellen die feinsten Verästelungen der Adern dar. Sie sind nur ca. 0,006 mm groß. Ihre Wand ist weniger als 0,001 mm dick. Durch die extrem dünne Wand kann Sauerstoff passiv hindurchtreten. Auf diese Weise wird das Blut in den Kapillaren der Lunge mit Sauerstoff angereichert. In den Kapillaren des Körperkreislaufs wird der Sauerstoff an die Organe, Muskeln etc. abgegeben.

Kardiogener Schock: Schwerwiegendes Krankheitsbild mit Abfall des Blutdrucks und Anstieg der Herzfrequenz. Ursache ist ein Herzversagen, z. B. bei einem Herzinfarkt.

Kardiomyopathie: Erkrankung des Herzmuskels. Er kann vergrößert und eingeschränkt funktionstüchtig sein. Ursache sind vorangegangene virale Infekte, Hormonstörungen oder Gifte (Alkohol!). Liegt eine Durchblutungsstörung des Herzens zugrunde, wird häufig von einer ischämischen Kardiomyopathie gesprochen. Eine andere Form der Erkrankung ist vererblich und führt zu einer extremen Verdickung des Herzmuskels. Auch hierdurch ist die Funktion eingeschränkt.

Kardioversion: Überführung eines völlig unregelmäßigen Herzrhythmus aufgrund Vorhofflimmern in einen regelmäßigen Rhythmus, der vom Sinusknoten ausgeht (Sinusrhythmus). Die Kardioversion kann mit Medikamenten oder auch mittels elektrischen Stroms durchgeführt werden. Hierzu wird der Patient in einen kurzen Schlaf versetzt, damit der Stromstoß über zwei großflächige Elektroden schmerzfrei abgegeben werden kann.

Katheter: Dünner Kunststoffschlauch, der in Adern eingebracht wird, um dort den Druck zu messen oder mit Kontrastmittel die Adern darzustellen.

KHK: Abkürzung für koronare Herzkrankheit (s. dort). Durchblutungsstörung des Herzens.

Kinking: Schlängelung. Sind die Beckenschlagadern stark geschlängelt, kann es schwierig sein, einen Herzkatheter über die Leiste zum Herzen zu führen. Dann muss ggf. auf einen anderen Zugangsweg ausgewichen werden (Abb. 48).

Kollagenpfropf: Neuartiges Material zum Verschluss des Stichkanals in der Leiste nach einem Herzkatheter. Die Liegezeit nach einem Herzkatheter wird dadurch von 24 h auf 6 h oder weniger verkürzt. Das Kollagen stammt vom Rind.

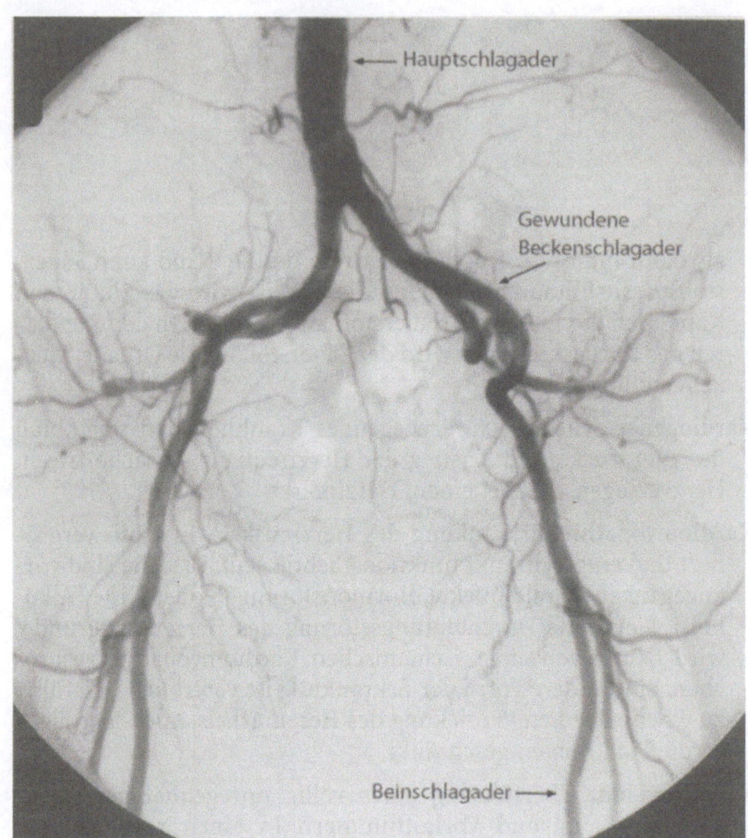

Abb. 48.
Kinking der Beckenschlagadern. Die Beckenschlagadern weisen eine starke Schlängelung auf. Dies kann die Herzkatheteruntersuchung durch die Leistenschlagader erschweren

Kollaterale: Umgehungsader, die Blut von einem gut durchbluteten Stromgebiet des Herzkranzgefäßsystems zu einem weniger gut durchbluteten Gebiet leitet.

Kontraindikation: Bezeichnet einen Umstand, der bedingt, dass ein bestimmter Eingriff nicht durchgeführt werden kann.

Kontraktion: Zusammenziehen. Es bezeichnet die Einwärtsbewegung bei der Pumpaktion des Herzmuskels.

Kontrastechokardiographie: Während der Herzultraschalluntersuchung wird eine Zucker- oder Eiweißlösung, die winzige Luftbläschen enthält, in die Vene gespritzt. Blutströme können dadurch sichtbar gemacht werden. Zudem lässt sich der Herzmuskel deutlicher im Bild darstellen.

Kontrastmittel: Jodhaltige Flüssigkeit, die Röntgenstrahlen nicht gut durchlässt. Dadurch kann der Blutfluss in Adern unter Röntgendurchleuchtung sichtbar gemacht werden.

Koronarangiogramm: Darstellung der Herzkranzgefäße mittels eines Katheters. Die Herzkranzgefäße werden durch Einspritzen von Kontrastmittel unter Röntgendurchleuchtung sichtbar. Es stellt die genaueste Methode zum Nachweis von Verengungen der Herzkranzgefäße dar.

Koronararterien: Herzkranzadern.

Koronare Herzkrankheit: Erkrankung des Herzens durch Verengung der Adern, die den Herzmuskel mit Blut versorgen. Durchblutungsstörung des Herzens (Abk. KHK).

Koronarfistel: Angeborene Kurzschlussverbindung zwischen einer Herzkranzader und der zugehörigen Vene.

Koronarien: Herzkranzgefäße.

Koronarinsuffizienz: Mangelhafte Durchblutung des Herzens aufgrund von Engstellen in den Herzkranzadern.

Koronarsklerose: Anwesenheit von Wandunregelmäßigkeiten der Herzkranzadern. Normalerweise sind die Adern glatt.

Koronarstenose: Verengung in einem Herzkranzgefäß.

Kranzadern: Herzkranzadern.

LA: Abk. für linkes Atrium = linker Herzvorhof.

LAH: linksanteriorer Hemiblock; s. Hemiblock.

Laser: Abk. der englischen technischen Bezeichnung für ein sehr stark gebündeltes einfarbiges Licht, das sehr viel Energie enthält. In der Medizin wird es in Operationen zum Schneiden eingesetzt. Im Rahmen von Herzkatheteruntersuchungen können Engstellen in Adern weggebrannt werden.

Lävokardiographie: Darstellung der linken Herzkammer mittels Kontrastmittel, das über einen Herzkatheter in die Herzkammer gespritzt wird.

LCA: Abkürzung für die linke Herzkranzarterie. Aus dieser gehen dann zwei große Hauptäste hervor (RIA und RCX).

LDL-Cholesterin: Low-Density-Lipoprotein-Cholesterin. Es wird als das "böse" Cholesterin bezeichnet, da in der Folge mehr Herzinfarkte auftreten, wenn bei einem Menschen mit Durchblutungsstörung des Herzens das LDL-Cholesterin erhöht ist. Ein hohes HDL-Cholesterin (High-Density-Lipoprotein-Cholesterin) ist dagegen "gut".

linksatrial: Den linken Vorhof betreffend.

Linksherzhypertrophie: Verdickung des Herzmuskels der linken Herzkammer als Folge einer dauerhaften Erhöhung des Blutdrucks oder einer Herzklappenerkrankung oder einer angeborenen Herzmuskelerkrankung.

Linksschenkelblock: 2 der 3 Leitungsbahnen im Herzen sind blokkiert (die beiden linken). Für die Erregungsleitung steht nur noch eine Bahn zur Verfügung. Kommt bei verschiedenen Herzerkrankungen vor. Kann auch ohne ersichtlichen Grund auftreten.

Linkstyp: Siehe Indifferenztyp.

Linksventrikuläre Hypertrophie: Verdickung des Muskels der linken Herzkammer.

Lown: Nach B.L. Lown werden Herzrhythmusstörungen in 5 Schweregrade eingeteilt.

Lungenembolie: Verschleppung von Blutgerinnseln aus Körpervenen (meist Beinvenen) in die Lungenschlagader. Diese wird von dem Gerinnsel verstopft. Es gelangt weniger Blut durch die Lungenstrombahn. Luftnot und Brustschmerzen sind die häufigsten Beschwerden. Eine plötzliche Lungenembolie muss rasch behandelt werden.

Lungenödem: Ansammlung von Gewebewasser in der Lunge, das die Atmung erheblich beeinträchtigt.

LV: Abk. für linker Ventrikel = linke Herzkammer.

LVF: Linksventrikuläre Funktion. Pumpfunktion der linken Herzkammer.

LVH: Linksventrikuläre Hypertrophie. Verdickung des Muskels der linken Herzkammer.

LVOT: Ausflusstrakt der linken Herzkammer.

Lyse: Auflösung eines Blutgerinnsels in einer Herzkranzader mit einer Medikamenteninfusion.

Mammaria-Bypass: Operative Wiederherstellung der Durchblutung hinter einem verengten Herzkranzgefäß durch Anschluss der Brustinnenwandarterie (Mammaria-Arterie). Sie geht aus der Schlagader ab, die zum Arm führt.

Mitralinsuffizienz: Undichtigkeit der Mitralklappe. Blut wird aus der linken Herzkammer zurück in den linken Vorhof gepumpt. Häufig besteht eine kleine Undichtigkeit bei Patienten mit koronarer Herzkrankheit (Abb. 49).

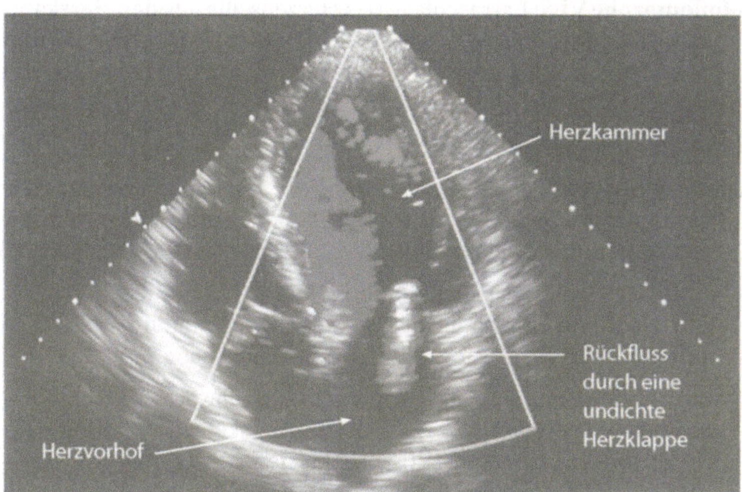

Abb. 49.
Mitralinsuffizienz.
Eine Herzklappe –
die Mitralklappe –
ist undicht. Ein
starker Rückfluss
verursacht Kurzatmigkeit

Mitralklappe: Herzklappe zwischen dem linken Vorhof und der linken Herzkammer.

Mitralklappenprolaps: Ein Segel der Mitralklappe "hängt" beim Schließen der Klappe durch. Dadurch kann eine Undichtigkeit der Klappe hervorgerufen werden. Häufig werden auch Rhythmusstörungen beobachtet. In einigen Fällen ist eine vorbeugende Antibiotikabehandlung erforderlich, wenn Eingriffe durchgeführt werden, bei denen Bakterien ins Blut gelangen könnten (Endokarditisprophylaxe; s. dort).

Mitralklappenrekonstruktion: Operativer Eingriff, der bei größerer Undichtigkeit der Mitralklappe (Mitralklappeninsuffizienz) durchgeführt wird. Das Verfahren lässt sich anwenden, wenn die Undichtigkeit durch eine abnorme Beweglichkeit der Klappe verursacht ist. Die Klappe wird dann gerafft.

Mitralstenose: Verengung der Mitralklappe. Es gelangt nicht genügend Blut aus dem Lungenkreislauf in die linke Herzkammer. Bei starker Verengung kann die Klappe mit einem Ballon geweitet werden, oder es muss in einer Operation eine neue Klappe eingesetzt werden.

M-Mode-Echokardiographie: Bei der Herzultraschalluntersuchung werden durch diese Methode Herzbewegungen auf einem unbewegten Bild sichtbar. Die Bewegungen werden in einem Diagramm gegen die Zeit aufgetragen.

Monomorphe VES: Extraschläge des Herzens, die aus den Herzkammern stammen. Im EKG sehen alle Extraschläge gleich aus (monomorph). Daraus lässt sich schließen, dass alle in derselben Region entstehen.

Myokard: Herzmuskelgewebe.

Myokardinfarkt: Herzinfarkt. Absterben von Herzmuskelgewebe und Ausbildung einer Narbe aufgrund einer plötzlichen Minderdurchblutung des Herzens.

Myokarditis: Herzmuskelentzündung. Meist durch Viren hervorgerufen. Es kann eine dauernde Herzmuskelschädigung mit Ausbildung einer Herzleistungsschwäche zur Folge haben.

Myokardszintigramm: Untersuchung zum Nachweis von Durchblutungsstörungen des Herzens. Der Herzmuskel wird über eine Infusion mit einem radioaktiv markierten Medikament angereichert. Gut durchblutete Teile des Herzmuskels nehmen viel, schlecht durchblutete Anteile nehmen wenig Radioaktivität auf. Die Radioaktivität wird mit einer Spezialkamera von außen nachgewiesen.

Neurokardiale Synkope: Plötzliche Bewusstlosigkeit aufgrund einer Fehlregulation des Kreislaufs mit Abfall des Blutdrucks und/oder der Herzfrequenz.

Niedervoltage: Geringe Größe der EKG-Kurven. Sie kann hervorgerufen werden durch einen Erguss im Herzbeutel. Sie wird auch bei sehr dicken Menschen beobachtet.

Nitro: Kurzbezeichnung für Glyceroltrinitrat. Medikament, das bei Angina pectoris in Form von Sprays oder Zerbeißkapseln eingesetzt wird.

Non-Q-Wave-Infarkt: Nach einem Herzinfarkt tritt im EKG eine verbreiterte Q-Zacke auf. Beim Nicht-Q-Zackeninfarkt ist diese nicht nachweisbar. Dies ist häufig ein Hinweis dafür, dass nur ein kleiner Herzinfarkt eingetreten ist. Allerdings können größere Herzinfarkte folgen. Dies ist bei der weiteren Behandlung zu beachten.

No-Reflow-Phänomen: Direkt nach einer Dehnung einer verengten Herzkranzader mit einem Ballon kann der Blutfluss in der Ader völlig zum Erliegen kommen. Ursache ist die Verschleppung von Gerinnseln oder Bestandteilen aus der Engstelle in die kleinen Endverästelungen der Ader.

NYHA: Abk. für New York Heart Association. Die Schwere einer Herzleistungsschwäche wird nach NYHA eingeteilt in 4 Schweregrade. Grad I ist eine leichte Herzleistungsschwäche. Bei Grad IV besteht Luftnot schon in Ruhe.

Ödem: Ansammlung von Gewebswasser vorwiegend in den Beinen.

Orthopnoe: Luftnot, die so stark ist, dass der Patient sich hinsetzen muss und nicht mehr liegen kann.

PA: Abk. für Pulmonalarterie = Lungenschlagader.

Palpitationen: Wahrnehmen des eigenen Herzschlags. Herzklopfen.

Papillarmuskel: Kleine Muskelansätze in den Herzkammern, an denen die feinen Sehnenfäden der Mitralklappe und Trikuspidalklappe ansetzen.

Papillarmuskelsyndrom: Durch einen Herzinfarkt hervorgerufene Vernarbung eines Papillarmuskels. Dadurch wird die Mitralklappe oder Trikuspidalklappe undicht, sodass Blut in die Herzvorhöfe zurück gepumpt wird. Das Herz muss mehr Arbeit leisten.

Paroxysmale Tachykardie: Anfallsweise auftretendes Herzrasen.

PC-Druck: Wird auch PCWP-Druck genannt. Druck in den kleinen Verästelungen der Lungenschlagader. Die Bestimmung des Drucks dient der Abschätzung der Funktion der linken Herzkammer. Der Normalwert in Ruhe liegt unter 15 mmHg.

Perfusion: Durchblutung.

Pericarditis epistenocardiaca: Entzündung des Herzbeutels im Rahmen eines akuten Herzinfarkts, die nicht durch eine Infektion hervorgerufen ist.

Perikard: Herzbeutel. Feiner bindegewebiger Sack, der das Herz umschließt.

Perikarderguss: Ansammlung von Flüssigkeit im Herzbeutel. Befindet sich sehr viel Flüssigkeit im Herzbeutel, so kann die Herzleistung beeinträchtigt werden. Dann muss der Erguss mit einer Spritze abgelassen werden.

Perikarditis: Entzündung des Herzbeutels.

Perikardtamponade: Plötzlicher, meist blutiger Erguss im Herzbeutel, der das Herz in seiner Leistung erheblich beeinträchtigt. Muss rasch durch Ablassen über eine Nadel beseitigt werden.

Perkutane transluminale Koronarangioplastie: Ballondehnung an den Herzkranzadern.

PET: Positronen-Emissions-Tomographie. Aufwendiges Verfahren zur Beurteilung der Herzdurchblutung und des Herzmuskelstoffwechsels. Es werden radioaktiv strahlende Medikamente in die Venen gegeben, die sich im Herzmuskel anreichern und dort mit einer Spezialkamera nachgewiesen werden können. Wird derzeit nur für wissenschaftliche Fragestellungen eingesetzt. Die Krankenkassen übernehmen die Kosten in der Regel nicht.

Phonokardiogramm: Aufzeichnung der Schallphänomene des Herzens als Diagramm. Auf diese Weise kann das, was der Arzt beim Abhören mit dem Stethoskop wahrnimmt, sichtbar gemacht und dokumentiert werden.

Pigtail-Katheter: Speziell geformter Herzkatheter mit einem "Schweineschwänzchen" am Ende. Wird verwendet zur Untersuchung der Herzkammern und der Hauptschlagader (Abb. 50).

Planimetrie: Ausmessen einer Klappenöffnung auf einem Ultraschallbild.

p-mitrale: EKG-Zeichen, das auf eine Belastung des linken Herzvorhofs hinweist. Ursächlich kommen Herzklappenfehler oder eine Herzleistungsschwäche in Betracht.

Polymorphe VES: Extraschläge des Herzens, die aus den Herzkammern stammen. Im EKG sehen die Extraschläge unterschiedlich aus (polymorph). Daraus lässt sich schließen, dass sie in verschiedenen Regionen entstehen.

Positronen-Emissions-Tomographie: Siehe PET.

Postinfarktangina: Brustschmerzen, die Tage nach

Abb. 50.
Pigtail-Katheter ("Schweineschwänzchenkatheter"). Der Katheter wird verwendet zur Darstellung der Herzkammer mit Kontrastmittel. Durch die gebogene Spitze wird eine Verletzung des Herzmuskels vermieden

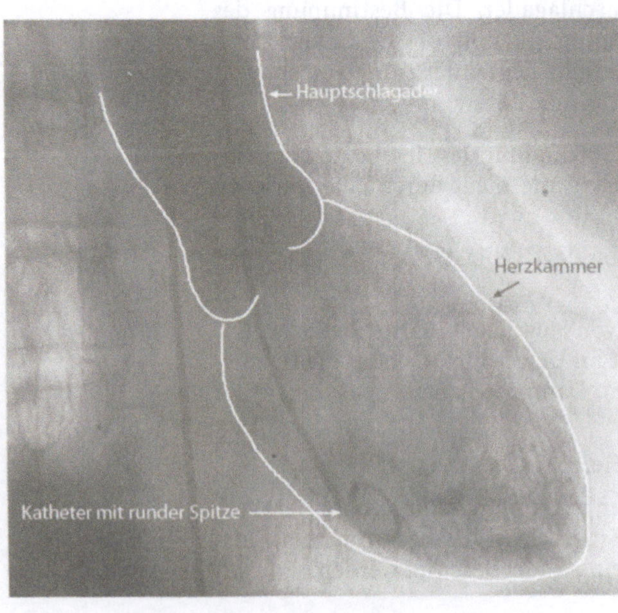

einem Herzinfarkt auftreten. Sie weisen auf eine weiter bestehende Durchblutungsstörung hin und geben damit Anlass zur weiteren Abklärung.

Postkardiotomiesyndrom: Siehe Dressler-Syndrom.

p-pulmonale: EKG-Zeichen, das auf eine Belastung des rechten Herzvorhofs hinweist. Wird bei einer Erhöhung des Blutdrucks in der Lungenschlagader beobachtet. Ursächlich kommen Herzklappenfehler, Lungenembolien oder angeborene Herzfehler in Betracht.

Prävention: Vorbeugung.

PRIND: Durchblutungsstörung im Kopf, deren Symptome zwischen 1 und 7 Tage anhalten.

Prinzmetal-Angina: Brustschmerzen, die durch krampfbedingte Verengungen der Herzkranzadern hervorgerufen werden.

Proarrhythmie: Medikamente, die gegen Rhythmusstörungen eingesetzt werden, können selbst Rhythmusstörungen verursachen. Dieser Effekt wird als Proarrhythmie bezeichnet.

PTCA: Abkürzung für perkutane transluminale Koronarangioplastie. Es bezeichnet die Ballondehnung von Herzkranzgefäßverengungen.

Pulmonalarterieller Hypertonus: Bluthochdruck in der Lungenschlagader. Kommt bei Herzklappenfehlern, Herzmuskelerkrankungen, nach Infarkten, nach Lungenembolien und ohne erkennbare Ursache vor.

Pulmonalinsuffizienz: Undichtigkeit der Pulmonalklappe.

Pulmonalklappe: Herzklappe zwischen der rechten Herzkammer und der Lungenschlagader.

Pulmonalstenose: Verengung der Pulmonalklappe.

Pulsdefizit: Bei sehr unregelmäßiger Herzaktion ist nicht jede Aktion als Puls fühlbar.

Punktion: Anstechen eines Organs oder einer Ader mit einer Nadel.

QT-Verlängerung: Verlängerung der QT-Strecke im EKG. Dies kann angeboren sein, die Folge einer Durchblutungsstörung darstellen oder durch Medikamente hervorgerufen sein. Es treten vermehrt Rhythmusstörungen auf. Deshalb muss sorgfältig beobachtet werden.

Quick-Wert: Ergebnis eines Blutgerinnungstests zur Überprüfung der Wirkung einer gerinnungshemmenden Behandlung. Der Wert wird in Prozent angegeben. 100% sind normal. Unter Behandlung werden Werte um 15–40% angestrebt. Das ist sehr unterschiedlich zwischen verschiedenen Labors und abhängig davon, warum die Behandlung durchgeführt wird. Zur besseren Vergleichbarkeit der Gerinnungstests wird daher zunehmend die INR (s. dort) verwandt.

Ramus: Lateinisch Ast (Abk. R.).

R. marginalis: Seitenast der linken Hinterwandader, des RCX (Abk. Rms).

R. circumflexus: Linke Hinterwandader.

R. diagonalis: Seitenast der linken Vorderwandader, des RIA (Abk. Rd).

R. interventricularis anterior: Linke Vorderwandader.

RA: Abk. für rechtes Atrium = rechter Herzvorhof.

Radionuklidventrikulogramm: Untersuchung der Herzbeweglichkeit durch radioaktiv markierte Blutkörperchen. Die von den Blutkörperchen ausgehende Strahlung wird mit einer Spezialkamera aufgenommen. In der Füllungsphase des Herzens wird viel Radioaktivität über dem Herzen gemessen. In der Austreibungsphase wird wenig Radioaktivität gemessen. Aus dem Unterschied der Messungen kann auf die Herzfunktion geschlossen werden. Die Untersuchung wird in Ruhe und unter Belastung durchgeführt.

Ramus diagonalis: Siehe R. diagonalis.

Ramus marginalis: Siehe R. marginalis.

RCA: Rechte Herzkranzarterie. Sie versorgt einen Teil der Hinterwand des Herzens.

RCX: Ramus circumflexus. Der hinten um das Herz herumziehende Ast der linken Herzkranzarterie.

Rd: Abkürzung für Ramus diagonalis. Seitenast des vorderen Asts der linken Kranzarterie.

Reanimation: Wiederbelebung mittels Beatmung und Herzdruckmassage.

Rechtsherzkatheter: Herzkatheter, der über eine Vene, z. B. in der Ellenbeuge, zum Herzen vorgeschoben wird. Es werden Messungen

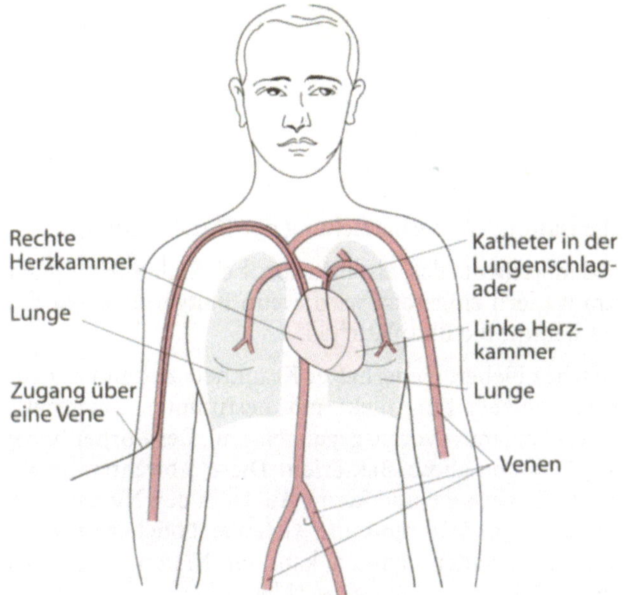

Abb. 51.
Rechtsherzkatheter.
Das rechte Herz wird
mit dem Katheter un-
tersucht, um die Herz-
leistung zu messen.
Auch Gerinnsel in der
Lungenschlagader las-
sen sich nachweisen

der Druckverhältnisse in der Lungenschlagader und Messungen der Herzleistung in Ruhe und unter Belastung durchgeführt (Abb. 51).

Rechtsschenkelblock: Eine der 3 Leitungsbahnen im Herzen ist blockiert (die rechte). Für die Erregungsleitung stehen noch die beiden linken Bahnen zur Verfügung. Kommt bei verschiedenen Herzerkrankungen und Erkrankungen der Lunge vor. Kann auch ohne ersichtlichen Grund auftreten.

Rechtstyp: Siehe Indifferenztyp.

Reinfarkt: Erneuter Infarkt im Gebiet derselben Herzkranzader.

Reizschwelle: Gibt beim Herzschrittmacher an, welches die kleinste elektrische Spannung darstellt, mit der der Herzmuskel angeregt werden muss, um eine Herzaktion auszulösen.

Renovaskulärer Hypertonus: Erhöhter Blutdruck durch Einengung einer oder beider Nierenschlagadern.

Reperfusionsarrhythmie: Wird eine komplett verschlossene Herzkranzader im Rahmen eines Herzinfarktes wieder eröffnet, so können durch die wieder einsetzende Durchblutung Rhythmusstörungen auftreten.

Retrograde Punktion der Leistenschlagader: Die Richtung, in der die Ader angestochen wird, ist dem Blutfluss entgegengerichtet. Das bedeutet, dass ein Katheter in Richtung Hauptschlagader vorgeschoben werden kann und nicht in Richtung der Adern des Beins derselben Seite. Dies ist die übliche Vorgehensweise bei Herzkathetereingriffen über die Leistenschlagader.

Revaskularisation: Wiederherstellung der Durchblutung.

ReoPro: Medikament, das als Infusion bei Ballondehnungen der Herzkranzadern eingesetzt wird, wenn Blutgerinnsel vorhanden sind. Es hemmt die Blutplättchen.

Rheumatisches Fieber: Fieberhafter Krankheitszustand mit starken Gelenkschmerzen. Ein Infekt mit bestimmten Bakterien, den Streptokokken, muss vorausgegangen sein. Der Körper bildet Abwehrstoffe gegen diese Bakterien. Diese Abwehrstoffe greifen aber auch die Gelenke und kleine Adern in den Nieren sowie die Herzklappen an. Während die Gelenke üblicherweise keinen langfristigen Schaden nehmen, kann ein Nierenversagen auftreten. Die Herzklappen können verkleben und sich im Laufe der Zeit so stark verengen, dass u. U. eine Herzoperation mit Ersatz der betroffenen Herzklappe durch eine künstliche Herzklappe notwendig wird.

RIA: Ramus interventrikularis anterior. Die linke Vorderwandader.

Rms: Abk. für Ramus marginalis. Seitenanst der linken Hinterwandader.

RNV: Siehe Radionuklidventrikulogramm.

Roemheld-Syndrom: Brustschmerzen durch Blähungen im Darm.

Röntgen: Die Röntgenstrahlung verhält sich ähnlich wie das Licht. Sie hat aber eine andere Wellenlänge und ist sehr energiereich. Sie kann auf speziellen Filmen sichtbar gemacht werden. Das macht man sich bei Röntgenaufnahmen verschiedener Teile des Körpers zunutze. Die Röntgenstrahlung greift aber auch in die Zellteilung ein. Damit werden Tumoren begünstigt. Genetische Schäden bei den Nachkommen können auftreten. Aufgrund dieser Nachteile dürfen Röntgenstrahlen beim Menschen nur von besonders autorisierten und ausgebildeten Fachkräften angewandt werden. Der Nutzen einer Untersuchung muss in jedem Fall größer als der mögliche Schaden sein.

Rotablation: Aufbohren einer Herzkranzader mittels einer sehr schnell drehenden Fräse.

Ruptur: Einriss.

RV: Abk. für rechter Ventrikel = rechte Herzkammer.

SA-Block: Die elektrische Erregung kann vom Taktgeber des Herzens, dem Sinusknoten (S) nicht auf den Vorhof (Atrium, A)

15

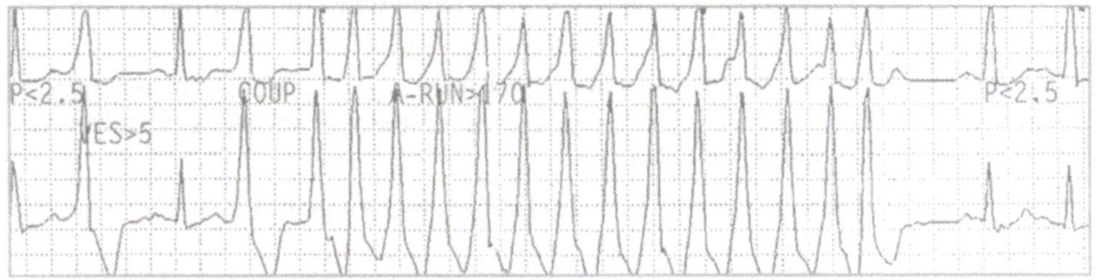

übergeleitet werden. Der Herzschlag kann dadurch sehr langsam werden.

Salve: Mehrere Extraschläge des Herzens hintereinander (Abb. 52).

Schluckecho: Siehe transösophageales Echokardiogramm.

Septum: Herzscheidewand. Sie trennt die beiden Herzvorhöfe bzw. die beiden Herzkammern.

Sick-Sinus-Syndrom: Siehe Sinusknotensyndrom.

Sinus-valsalva-Aneurysma: Aufweitung des Anfangsteils der Hauptschlagader direkt oberhalb des Herzens.

Sinusarrhythmie: Unregelmäßiger Herzrhythmus. Die Erregung des Herzens geht dabei aber vom normalen Taktgeber, dem Sinusknoten aus.

Sinusknotensyndrom: Der Sinusknoten ist der Taktgeber der Herzaktion. Ist er krank, gibt er entweder einen zu schnellen oder einen zu langsamen Takt vor. Häufig wechseln sich langsame und schnelle Phasen ab. Die schnellen Phasen lassen sich mit Medikamenten behandeln. Die langsamen Phasen werden dadurch meist noch langsamer, sodass gleichzeitig eine Schrittmachereinpflanzung erforderlich wird.

$S_I Q_{III}$-Typ: Auffälligkeit im EKG, die für eine Belastung des rechten Herzens spricht. Ursache kann eine Lungenembolie oder ein Herzfehler sein.

Small vessel disease: Funktionsstörung der sehr kleinen Aufzweigungen der Herzkranzadern. Diese können nicht direkt sichtbar gemacht werden. Mittels Dopplerverfahren lässt sich im Rahmen einer Herzkatheteruntersuchung aber deren Funktion beurteilen. Sie sind verantwortlich für die Regelung des Blutflusses durch die Herzkranzadern. Ist diese Regelfähigkeit einge-

Abb. 52.
Salve. Gehäufte Extraschläge des Herzens werden als Salve bezeichnet. Der Herzschlag ist dabei sehr schnell

schränkt, können die gleichen Beschwerden auftreten wie bei Einengungen an den großen Herzkranzadern.

Sones: Amerikanischer Kardiologe, der die Herzkatheteruntersuchung von der Armbeuge aus mit einem speziell geformten Katheter entwickelt hat.

Spasmus: Krampf. An Adern führt dies zu einer Einengung, die sich medikamentös beseitigen lässt.

SR: Sinusrhythmus. Der normale Herzrhythmus.

Steiltyp: Siehe Indifferenztyp.

Stenose: Allgemein: Verengung eines Hohlorgans. Am Herzen ist die Verengung einer Ader oder einer Herzklappe gemeint.

Stent: Röhrchen aus einem feinen Edelstahlgitter, das in Herzkranzadern mit einem Ballon an die Aderwand angelegt wird, um diese offen zu halten.

ST-Hebung: Anhebung der ST-Strecke im EKG. Dies deutet auf einen Herzinfarkt, eine Herzbeutelentzündung oder eine Herzmuskelentzündung hin.

Stressechokardiographie: Ultraschalluntersuchung des Herzens in Ruhe und während einer Belastung am Fahrrad oder mit einem Medikament. Bewegt sich der Herzmuskel während der Belastung schlechter als zuvor in Ruhe, so besteht der Hinweis auf eine Durchblutungsstörung des Herzens.

ST-Senkung: Senkung einer bestimmten Strecke (ST-Strecke) in der EKG-Kurve. Kommt bei Verdickung des Herzmuskels und bei Durchblutungsstörungen des Herzens vor.

Supraventrikuläre Extrasystole: Extraschlag des Herzens, der aus einem Herzvorhof kommt (Abk. SVES).

SVES: Abk. für supraventrikuläre Extrasystole (s. dort).

Synkope: Plötzliche Bewusstlosigkeit.

Systole: Phase der Herzaktion, während der sich das Herz zusammenzieht und Blut in den Kreislauf pumpt. Die Entspannungsphase heißt Diastole.

Systolikum: Geräusch über dem Herzen, das während der Austreibungsphase der Herzaktion auftritt.

Tachyarrhythmia absoluta: Völlig unregelmäßige und dabei schnelle Herzaktion. Ursache ist Vorhofflimmern (s. dort). Im Vordergrund der Behandlung steht die Normalisierung der Herzfrequenz. Zudem muss geprüft werden, ob eine Wiederherstellung des normalen, regelmäßigen Herzrhythmus möglich und sinnvoll ist.

Tachykardie: Erhöhte Herzschlagfolge. Über 100 Herzschläge pro Minute. Die Ursache kann in einer Fehlfunktion des Sinusknotens, der Herzvorhöfe oder der Herzkammern liegen. Es gibt harmlose und gefährliche Tachykardien. Die Unterscheidung kann nur mittels EKG unter Berücksichtigung der zugrundeliegenden Herzerkrankung getroffen werden.

Tachypnoe: Erhöhte Atemfrequenz.

TEE: Transösophageale Echokardiographie. Siehe dort.

Temporärer Schrittmacher. Herzschrittmacher, der nur vorübergehend angelegt wird, weil zu erwarten ist, dass die langsame Herzrhythmusstörung bald wieder verschwindet oder weil eine Überbrückung bis zur Einpflanzung eines dauerhaften Schrittmachers erforderlich ist.

Thalliumszintigramm: Siehe Myokardszintigramm.

Thermodilution: Verfahren, mit dem gemessen werden kann, wie viel Blut pro Minute durch den Kreislauf gepumpt wird. Durch einen Katheter wird gekühlte Infusionslösung in den rechten Herzvorhof gespritzt. Mit einem Temperaturfühler in der Lungenschlagader kann die kurzzeitige Veränderung der Bluttemperatur erfasst werden. Aus dem zeitlichen Verlauf der Temperaturkurve kann die Pumpleistung des Herzens berechnet werden.

Thoraxschmerz: Brustschmerz.

Thrombopenie: Verminderung der Blutplättchen im Blut. Verschiedene Medikamente, Infektionen und Bluterkrankungen kommen als Ursache in Frage.

Thrombose: Verschluss einer Ader durch ein Blutgerinnsel.

Thrombozytenaggregationshemmer: Medikament, das die Blutplättchen am Zusammenklumpen in den Adern hindert.

TIA: Vorübergehende Durchblutungsstörung des Gehirns, die weniger als 24 h anhält.

Torsade-de-pointes-Tachykardie: Sonderform der schnellen Herzrhythmusstörungen, die ihren Ausgang von den Herzkammern nehmen. Sie wird beobachtet nach Einnahme verschiedener Me-

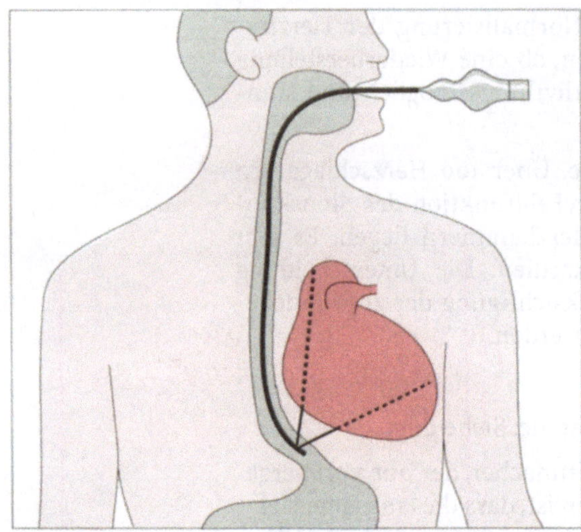

Abb. 53.
Ultraschalluntersu-
chung des Herzens
durch die Speise-
röhre. Eine Ultra-
schallsonde wird
durch die Speise-
röhre (Ösophagus)
bis hinter das Herz
geführt. Die Bilder
sind wesentlich ge-
nauer als beim
Herzultraschall von
außen. Der Rachen
wird vorher mit ei-
nem Spray betäubt.
Eine Narkose ist
nicht notwendig

dikamente, bei akuter Durchblutungsstörung des Herzens
und bei angeborenen Störungen
der Erregungsrückbildung des
Herzens.

Transmuraler Herzinfarkt: Ein
Herzinfarkt, der die ganze Herzmuskelwand von innen bis außen erfasst.

Transösophageales Echokardio-
gramm: Ultraschalluntersuchung des Herzens durch eine
Ultraschallsonde, die hinter
dem Herzen in der Speiseröhre
platziert wird (Abk. TEE). Der
Patient muss diese Sonde ähnlich wie bei einer Magenspiege-
lung schlucken. Hierzu wird der Rachen mit einem Spray betäubt. Die Bildqualität ist sehr gut. Die Methode eignet sich insbesondere zur Beurteilung der Herzklappen oder wenn der Verdacht auf ein "Loch im Herzen" besteht (Abb. 53).

Transthorakale Echokardiographie: Ultraschalluntersuchung des
Herzens mittels einer Ultraschallsonde, die von außen auf die
Brustwand aufgesetzt wird.

Trikuspidalinsuffizienz: Undichtigkeit der Trikuspidalklappe. Blut
wird aus der rechten Herzkammer zurück in den rechten Vorhof
gepumpt.

Trikuspidalklappe: Herzklappe zwischen dem rechten Vorhof und
der rechten Herzkammer.

Trikuspidalstenose: Verengung der Trikuspidalklappe. Der Blutfluss
zwischen rechtem Vorhof und rechter Herzkammer wird eingeschränkt.

V_1–V_6: Siehe Brustwandableitungen.

Valsalva-Manöver: Pressen mit geschlossener Stimmritze wie zum
Stuhlgang.

Vasodilatanzien: Medikamente, die eine Erweiterung der Adern im
Körperkreislauf bewirken.

Vasospastische Angina: Brustschmerzen, die durch eine Fehlregulation der kleinen Herzkranzadern bedingt sind (s. "small vessel disease").

Vasovagale Synkope: Bewusstlosigkeit durch Blutdruckabfall und/oder Herzfrequenzabfall. Auslöser kann längeres Stehen sein. Häufig liegt ein einschneidendes oder bedrückendes Erlebnis vor (Unfall eines Angehörigen, Krankenhausbesuch, Blutentnahme).

Vene: Alle Adern, die zum Herzen hinführen, heißen Venen.

Ventrikel: Herzkammer. Die Herzkammern sind für die Pumpaktion des Herzens verantwortlich.

Ventrikelfunktion: Funktion einer Herzkammer. Wenn es nicht genauer bezeichnet ist, wird von der linken Herzkammer gesprochen, die das Blut in den Körperkreislauf pumpt.

Ventrikelseptumdefekt: Loch in der Herzscheidewand (Septum), die beide Herzkammern (Ventrikel) trennt. Durch das Loch gelangt Blut aus der linken Herzkammer zurück in den Lungenkreislauf, statt in den großen Körperkreislauf gepumpt zu werden. Nach Durchlaufen der Lunge gelangt das Blut erneut in die linke Herzkammer, von wo es erneut in die Lunge gepumpt wird. Ein Teil des Blutes wird also ständig durch die Lunge gepumpt, ohne in den großen Kreislauf zu den Organen zu gelangen. Eine Mehrbelastung für das Herz ist die Folge. Ventrikelseptumdefekte sind meist angeboren. Sie können aber auch im Rahmen eines Herzinfarkts durch Einriss der Herzscheidewand auftreten.

Ventrikelthrombus: Blutgerinnsel in der Herzkammer. Es entsteht dort, wo der Herzmuskel nach einem Herzinfarkt schlechter beweglich ist. Dies führt dazu, dass an dieser Stelle die Blutströmung verlangsamt ist, was die Bildung eines Gerinnsels begünstigt (Abb. 54).

Ventrikuläre Extrasystole: Extraschlag des Herzens, der aus einer Herzkammer kommt (Abk. VES).

Ventrikularisierung: Während einer Herzkatheteruntersuchung wird fortwährend der Blutdruck aufgezeichnet. Der Blutdruck in den Adern unterscheidet sich vom Blutdruck in der linken Herzkammer (Ventrikel). Wenn sich die Blutdruckkurve vom "Adertyp" zum "Herzkammertyp" hin ändert, während der Herzkatheter in einer Herzkranzader platziert wird, so spricht man von ei-

Abb. 54.
Ventrikelthrombus. Blutgerinnsel in der Herzkammer *(Pfeile)* nach einem Herzinfarkt lassen sich mittels Ultraschalluntersuchung nachweisen

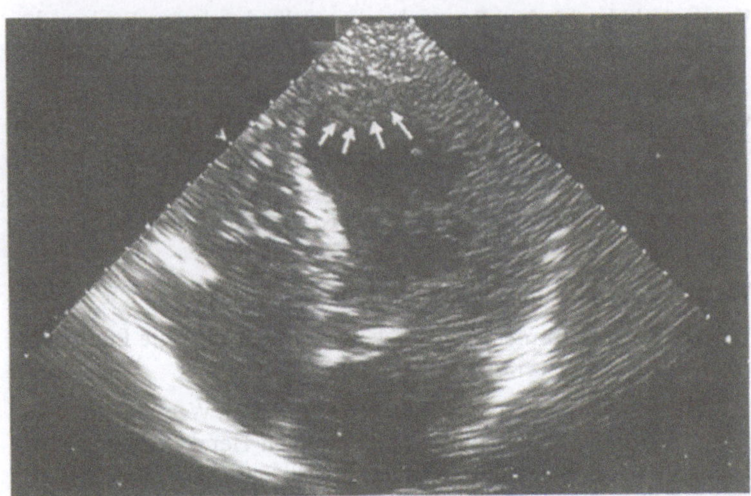

ner Ventrikularisierung der Blutdruckkurve. Dies ist ein Hinweis für eine bedeutsame Einengung an der Stelle, wo der Katheter platziert wurde.

Ventrikulogramm: Darstellung einer Herzkammer mittels Kontrastmittel, das über einen Herzkatheter in die Herzkammer gespritzt wird.

Ventrikulographie: Darstellung der Herzkammer mit Kontrastmittel, das über einen Katheter eingebracht wird.

VES: Abk. für ventrikuläre Extrasystole (s. dort).

Vitamin-K-Antagonist: Medikament, das die Wirkung von Vitamin K aufhebt (Marcumar bzw. Falithrom). Vitamin K ist für die Bildung von Blutgerinnungsfaktoren wichtig. Die Blutgerinnung wird also durch das Medikament unterdrückt.

Vorderwandinfarkt: Herzinfarkt, der die Vorderwand des Herzmuskels betrifft. Betroffene Herzkranzader ist meist der RIA.

Vorhofflattern: Regelmäßige, sehr schnelle Aktion des Herzvorhofs mit ca. 250–350 Impulsen. Da die Möglichkeit besteht, dass jede Vorhofaktion auf die Herzkammern übergeleitet wird, muss das Vorhofflattern durch Medikamente oder elektrische Stimulation beseitigt werden. Vorübergehend kann auch die Überleitung der elektrischen Erregung vom Vorhof auf die Herzkammer mit Medikamenten gebremst werden.

Vorhofflimmern: Der normale Taktgeber im Herzen, der Sinusknoten, funktioniert nicht mehr. Im gesamten Herzvorhof kreisen ständig mehrere Erregungen, von denen sehr unregelmäßig einzelne die Herzkammern erreichen. Bei Vorhofflimmern können Gerinnsel im Herzvorhof entstehen, die zu Verschlüssen von Schlagadern führen können. Deshalb muss ein Medikament zur Hemmung der Blutgerinnung eingenommen werden. Weitere Medikamente sind erforderlich, um die Herzfrequenz in einem normalen Bereich zu halten. Unter bestimmten Umständen kann versucht werden, den regelmäßigen Rhythmus wieder herzustellen, z. B. mit Elektroschock und/oder Medikamenten.

Vorhofseptumdefekt: Loch in der Herzscheidewand zwischen den Vorhöfen. Durch diese Kurzschlussverbindung gelangt Blut, das in den Körperkreislauf gepumpt werden sollte, zurück in den Lungenkreislauf. Dies führt zu einer Mehrbelastung des rechten Herzens. Bei großen Defekten muss das Loch operativ verschlossen werden.

VSD: Abkürzung für Ventrikelseptumdefekt (s. dort).

Walk-through-Angina: Brustschmerzen, die am Anfang einer Belastung auftreten und im weiteren Verlauf verschwinden.

Wilson-Ableitungen: Siehe Brustwandableitungen.

Zugang: Kanüle, die in eine Vene oder eine Schlagader eingelegt wird, um den Blutdruck zu messen bzw. Medikamente oder Infusionen zu geben.

ZVD: Zentraler Venendruck. Die Höhe des Drucks gibt Auskunft darüber, wie viel Flüssigkeit im Kreislauf vorhanden ist und ob die Herzleistung ausreicht, das Blut im Kreislauf zirkulieren zu lassen.

ZVK: Zentraler Venenkatheter. Zur Anlage dieses Katheters wird eine Vene mit großem Durchmesser aufgesucht, in der ein kräftiger Blutfluss vorliegt (Halsvene oder die Vene unter dem Schlüsselbein). Hier können Medikamente gegeben werden, die in kleinen Venen, z. B. am Arm, zu Reizungen führen würden.

Zyanose: Blaufärbung der Lippen oder der Finger bzw. Zehen. Sie weist auf eine Minderversorgung mit sauerstoffreichem Blut hin.

Kapitel 9
Besonderes

Reisen

Bei der Wahl des Reiseziels sollte für Herzkranke die Beurteilung des Klimas im Vordergrund stehen. Es sind nämlich nicht die fremden Ernährungsgewohnheiten oder die veränderten hygienischen Voraussetzungen, die dem Herzkranken zu schaffen machen. Dem Wetter kommt die größte Bedeutung zu.

Wärme wird von Patienten mit Durchblutungsstörungen des Herzens meist gut vertragen. Wärme ist jedoch nicht gleich Wärme. Ein wichtiger zusätzlicher Faktor, der das Wohlbefinden beeinflusst, ist die Luftfeuchtigkeit. 25°C sind bei trockener Luft sehr angenehm. Bei einer Luftfeuchtigkeit von 100% kann diese Temperatur schon als unerträglich empfunden werden. Der Körper kann dann überschüssige Wärme nicht mehr durch Schwitzen an die Umgebung abgeben. Eine Überwärmung des Körpers ist die Folge. Der Blutdruck und der Puls steigen zunächst an. Es werden große Mengen Schweiß produziert. Der Flüssigkeitsverlust muss durch ausreichende Trinkmengen ausgeglichen werden. Der Elektrolythaushalt gerät ins Wanken.

Feuchtheiße Länder sind wegen der Kreislaufbelastung für Herzkranke nicht zu empfehlen. Hierzu zählen die (sub-)tropischen Länder Afrikas, Südostasiens, Mittelamerikas und die nördlichen Länder Südamerikas. Länder mit einem trockenen, warmen Klima, z. B. Mittelmeerländer, sind dagegen zu empfehlen.

Kälte kann bei Patienten mit koronarer Herzkrankheit einen Angina-pectoris-Anfall auslösen. Es gibt jedoch eine Reihe von Untersuchungen, die belegen, dass Angina-pectoris-Anfälle in kalten Gegenden nicht häufiger als in warmer Umgebung auftreten. Zudem wird die Kälte abhängig von der Windgeschwindigkeit unterschiedlich wahrgenommen. Starker Wind kühlt zusätzlich aus. Wer also auf Kälte empfindlich reagiert, sollte nicht auch noch eine Gegend mit hohen Windgeschwindigkeiten im Winter aufsuchen. Ansonsten bestehen keine Einwände gegen Winterreisen bei Patienten mit einer Durchblutungsstörung des Herzens.

Beim Aufenthalt in den Bergen sollte allerdings berücksichtigt werden, dass die Luft mit zunehmender Höhe dünner wird. Das bedeutet, dass der Sauerstoffgehalt der Luft abnimmt. In Höhen über 3000 m kann dies bei körperlicher Anstrengung für die Sauerstoffversorgung des Herzens schon eine wesentliche Minderung darstellen.

In gemäßigten klimatischen Zonen hat der Wind, abgesehen von einer Kühlung, auch eine anregende Wirkung. Die Massage der Haut durch den Wind erzeugt Wohlbefinden. Die kleinen Blutgefäße der Haut wechseln ständig zwischen Verengung und Erweiterung. Die Regulation der Blutverteilung im gesamten Kreislauf wird durch dieses "Training" verbessert. Bei einer schweren Durchblutungsstörung des Herzens mag sich die Hautmassage ungünstig auswirken, da die gleichzeitig beobachtete Blutdrucksteigerung das Herz zusätzlich belasten kann. Wissenschaftliche Erkenntnisse hierzu liegen aber nicht vor.

Sind Flugreisen gefährlich?

Flugreisen sind heute für große Bevölkerungsgruppen erschwinglich. Auch die Zahl kranker Menschen steigt, die das Flugzeug als Transportmittel für Reisen vorziehen. Es gibt insbesondere für Patienten mit Durchblutungsstörung des Herzens einige Umstände, die gegen das Fliegen sprechen. Nur eine Minderzahl der Patienten muss aber ganz auf das Fliegen verzichten.

Reduzierter Kabinendruck

Schon in 5 km Höhe ist der Luftdruck außerhalb des Flugzeugs halb so groß wie auf Meereshöhe. Das heißt, die Luft ist nur "halb so dick" und enthält auch nur die Hälfte Sauerstoff. Eine Reisehöhe zwischen 10 und 13 km stellt bei Interkontinentalflügen die Regel dar. In dieser Höhe ist die Luft nur ca. "1/3 so dick" wie auf Meereshöhe.

Der Mensch kann in dieser Umgebung nicht ohne weiteres überleben. Aus diesem Grund ist der Passagierraum der Reiseflugzeuge als Druckkammer ausgelegt. Sie erlaubt, den Kabinendruck auf ca. 3/4 des am Boden herrschenden Drucks zu halten. Das entspricht dem Luftdruck, den man in den Bergen in etwa 2000 m Höhe zu erwarten hat. Würde man den Luftdruck wie auf Meereshöhe anstreben, müssten die Flugzeugwände wesentlich dicker ausgeführt werden. Die Maschinen würden aufgrund der sehr viel schwereren Bauweise weniger Passagiere transportieren können bzw. mehr Treibstoff verbrauchen. Die Einstellung des Kabinendrucks auf ca. 0,7 bar (im Vergleich zu 1,0 bar am Boden) stellt also einen Kompromiss dar.

Verminderte Sauerstoffzufuhr

Der Sauerstoffteildruck der Luft in der Flugzeugkabine sinkt von 160 mmHg am Boden auf ca. 110 mmHg in Reiseflughöhe. Während das Blut in der Lunge am Boden zu 99% mit Sauerstoff angereichert wird, beträgt die Sättigung mit Sauerstoff in 10 km Flughöhe nur 92–94%. Die Menge an Sauerstoff, die mit dem Blut zu den Organen transportiert werden kann, sinkt also leicht ab.

Das verminderte Sauerstoffangebot zieht einige Veränderungen im Kreislauf nach sich. Die Herzfrequenz steigt. Das Herz pumpt mehr Blut in der Minute durch den Kreislauf. In größerer Höhe steigt zudem der Widerstand in den Lungenadern. Die Folge ist, dass das rechte Herz mehr Arbeit leisten muss. Die Atemtätigkeit wird ebenfalls leicht (um ca. 10%) gesteigert. Bei Patienten mit einer schweren Durchblutungsstörung des Herzens kann durch die beschriebenen Veränderungen der Kreislaufsituation ein Angina-pectoris-Anfall provoziert werden.

Patienten mit schwerer Lungenerkrankung, die zu Hause eine Sauerstoffversorgung benötigen, sind schon bei relativ geringem Abfall der Sauerstoffkonzentration in der Atemluft gefährdet. Für sie ist es deshalb wichtig, frühzeitig mit der Fluggesellschaft Kontakt aufzunehmen, damit ausreichend Sauerstoff zur Verfügung gestellt wird. Der über die Masken in der Flugzeugkabine bereitgestellte Sauerstoff bleibt dem Notfall vorbehalten.

Eine weitere Folge des abgesenkten Kabinendrucks ist die Ausdehnung von Gasen. Ein feuchtes Gas mit hohem Wasserdampfanteil dehnt sich bei einem Kabinendruck von 0,7 bar um ca. 80% aus. Die Darmgase können dann rasch von 3 auf über 5 l zunehmen. Das spannt die Bauchdecke und drückt das Zwerchfell nach oben. Die Atmung kann behindert werden. Bei Patienten mit Durchblutungsstörung des Herzens kann ein Angina-pectoris-Anfall ausgelöst werden. Es ist daher ratsam, vor und während des Flugs keine blähenden Speisen zu sich zu nehmen und auf Bier an Bord zu verzichten.

Wer sollte nicht fliegen?

Patienten mit Angina pectoris in Ruhe oder bei geringsten Belastungen sind nur stark eingeschränkt flugtauglich und sollten vor einer geplanten Flugreise ihren Arzt konsultieren. In diesen Fällen ist auch eine frühzeitige Kontaktaufnahme mit der Fluggesellschaft ratsam, damit evtl. notwendige Vorkehrungen getroffen werden können.

> ♥ **Flugtauglichkeit**
> Wer im Belastungs-EKG mit 75 W oder mehr keine Zeichen einer Durchblutungsstörung hat, darf fliegen.

Patienten mit stark eingeschränkter Herzmuskelleistung. sind ebenfalls stark gefährdet. Die vermehrte Belastung des rechten Herzens und die verminderte Sauerstoffaufnahme können zu Beschwerden wie Luftnot und Herzklopfen führen. Auch hier gilt, dass nicht fliegen sollte, wer schon in Ruhe Beschwerden hat.

Patienten mit Blutarmut sind ebenso durch die verminderte Sauerstoffaufnahme betroffen. Liegt der Wert des für den Sauerstofftransport wichtigen, roten Blutfarbstoffs (Hämoglobin) unter 9 g/dl, so ist der Patient als fluguntauglich anzusehen.

Extrem wichtige Reisen sind dann nur nach vorheriger Bluttransfusion möglich.

Patienten mit frischem Herzinfarkt (vor weniger als 6 Wochen) dürfen nicht fliegen.

Patienten mit frischen Operationswunden am Bauch sind nicht flugtauglich. Durch Ausdehnung der Darmgase entsteht ein erhöhter Druck auf die Bauchdecke. Hierdurch kann sich die Operationswunde öffnen.

Die anderen Patienten mit Durchblutungsstörung des Herzens können fliegen. Einen guten Anhalt bietet das Ergebnis des Belastungs-EKG. Wer 75–100 W (Watt) ohne Zeichen einer Durchblutungsstörung schafft, ist flugtauglich. Bei weniger als 50 W ist nur eine bedingte Flugtauglichkeit gegeben. Hier sollte vorher der Arzt gefragt werden. Wer schon in Ruhe Beschwerden hat, gilt als fluguntauglich.

Tipps zum Fliegen

Medikamente ins Handgepäck. Das Nitrospray, aber auch alle anderen regelmäßig einzunehmenden Medikamente sollten im Handgepäck mitgeführt werden. So sind sie immer griffbereit, auch für Helfer. Ist der Koffer einmal fehlgeleitet worden, so muss am Zielort nicht erst aufwendig mit der Medikamentenbeschaffung begonnen werden. Zumal sie u. U. aufgrund der veränderten klimatischen Verhältnisse und wegen der Aufregung über den fehlenden Koffer gerade jetzt benötigt werden.

Jet-lag ist die amerikanische Bezeichnung für die Tatsache, dass der Körper einige Tage benötigt, um sich nach einem Flug über mehrere Zeitzonen an die neue Ortszeit zu gewöhnen. Das liegt an der "inneren Uhr" des Menschen, die nur grob einen 24-h-Rhythmus aufweist. Erst der regelmäßige Wechsel von Tageslicht und Dunkelheit stellt die innere Uhr auf genau 24 h pro Tag ein. Da sie sehr träge ist, gelingt eine Neueinstellung bei Verschiebung um mehrere Stunden erst innerhalb von bis zu einer Woche.

Es ist daher auch einleuchtend, dass eine allmähliche Umstellung leichter vonstatten geht als eine Verschiebung auf einen Schlag. Nun wird niemand nur wegen der Zeitumstellung einen Flug nach Südostasien oder Amerika 2-mal unterbrechen, um seinem Körper Zeit zur Anpassung an die neue Zeit zu geben. Man kann aber durch frühzeitige Änderung des Schlaf-Wach-Rhythmus die Umstellung am Reiseziel erleichtern. Bei Reisen von West nach Ost müssen die Schlaf- und Wachphasen verkürzt werden. Bei einem Flug von Ost nach West ist eine Verlängerung der Wachphasen anzustreben. Es ist jedoch einfacher, den Schlafbeginn hinauszuzögern, als ihn vorzuziehen. Deshalb werden Reisen von Ost nach West meist besser vertragen.

Fliegen mit Erkältung. Besonders in der kalten Jahreszeit kommt es nicht selten vor, dass eine Flugreise mit einer Erkältung angetreten wird. Die besondere Gefahr, die hier droht, ist eine Verletzung des Trommelfells im Ohr. Ursache ist die eingeschränkte Möglichkeit, den Druck im Mittelohr zu regulieren. Das Mittelohr ist über die ca. 2 cm lange Eustach'sche Röhre mit dem Rachen verbunden. Beim Schlucken oder Gähnen wird die Röhre passiv aufgezogen, und es kommt zum Druckausgleich zwischen der Umgebung und dem Mittelohr (das Mittelohr wird von außen durch das Trommelfell begrenzt).

Bei einer Erkältung ist die Schleimhaut in der Röhre so stark geschwollen, dass ein Druckausgleich unmöglich wird. Deshalb sollten spätestens 20 min vor dem Landeanflug Nasentropfen genommen werden, die, wenn sie bis in den Rachen gelangen, auch die Eustach'sche Röhre erweitern.

Kleidung. Die Ausdehnung der Gase in der dünnen Kabinenluft wurde schon erwähnt. Bei einem geblähten Bauch ist es einleuchtend, dass leichte Kleidung Linderung schafft. Aber auch die Zirkulation des Blutes in den Beinen sollte gut möglich sein. Dies ist besonders wichtig, da es nach langen Flugreisen zu Blutgerinnseln in den Venen des Beines kommen kann (Beinvenenthrombose). Im ungünstigsten Fall können sich die Thromben lösen und mit dem Blutstrom in die Lunge verschleppt werden. Patienten der Touristenklasse sind aufgrund der engen Sitzverhältnisse besonders gefährdet.

Bewegung. Zur Vorbeugung von Beinvenenthrombosen sollte auf langen Flugreisen regelmäßig durch Anspannung der Wadenmuskulatur die Blutströmung in den Beinvenen beschleunigt werden. Auch der Gang durch die Kabine erfüllt diesen Zweck. Ist bereits eine vermehrte Neigung zur Bildung von Blutgerinnseln bekannt, sollten Stützstrümpfe getragen werden.

Sonnenbaden

Die UV-Strahlen der Sonne wirken ausschließlich auf die Haut. Sie durchdringen die Haut nicht. Durch die UV-Strahlen kommt es zur Pigmentbildung in der Haut, d. h. zur Bräunung. Die mit den Sonnenstrahlen transportierte Wärme steigert die Hautdurchblutung. Der Kreislauf wird durch die Wärme ähnlich reguliert wie nach Einnahme von Medikamenten zur Gefäßerweiterung. Gegen ein Sonnenbad für Patienten mit einer Durchblutungsstörung des Herzens ist somit nichts einzuwenden. Während der großen Mittagshitze sollte jedoch eine Pause im Schatten eingelegt werden. Belastend wird es für den Kreislauf nur, wenn zusätzlich schwüles Klima herrscht und überschüssige Wärme nicht an die Umgebung abgegeben werden kann.

Schwimmen

Zum Schwimmen finden sie ausführliche Hinweise auf S. 100. Eine Besonderheit besteht für Patienten, die gerinnungshemmende Medikamente einnehmen: Bei starker Auskühlung nimmt die Gerinnungsfähigkeit des Blutes noch weiter ab. Bei Verletzungen können daher länger blutende Wunden auftreten. Auch die Gefahr innerer Blutungen nach einem Unfall ist größer. Während es an der Luft praktisch nie zu einer echten Unterkühlung kommt, verliert der Körper im Wasser sehr schnell Wärme. Liegt die Wassertemperatur unter 20°C, so genügen wenige Minuten. Der Aufenthalt im Wasser sollte deshalb nicht zu ausgedehnt sein.

Autofahren

Patienten mit einer Durchblutungsstörung des Herzens können meist weiterhin selbst Auto fahren, es gibt jedoch Umstände, die die Fahrtüchtigkeit einschränken können. Zum einen ist die verstärkte Wirkung von Alkohol durch die eingenommenen Medikamente zu beachten. Schon ein Glas Wein kann zu einer so stark verminderten Reaktionsfähigkeit führen, wie sie ohne Medikament erst bei größeren Alkoholmengen auftreten würde. Abgesehen davon, dass das Führen von Fahrzeugen unter Alkoholeinfluss auch ohne Medikamente problematisch ist, ist hier besondere Vorsicht geboten.

Bei instabiler Angina pectoris, d. h. wenn Anfälle mit starken Brustschmerzen auch in Ruhe oder bei geringsten Belastungen auftreten, sollte vom Autofahren Abstand genommen werden. Ein Patient, der im dichten Verkehr einen Angina-pectoris-Anfall bekommt und dann aufgeregt nach dem Nitrospray sucht, gefährdet nicht nur sich, sondern auch andere Verkehrsteilnehmer.

Auch bei stark eingeschränkter Herzleistung sollte überlegt werden, ob nicht besser auf andere Fortbewegungsmöglichkeiten zurückgegriffen wird. Autofahren ist für diese Patientengruppe sehr anstrengend, und Müdigkeitserscheinungen treten schon nach kurzen Fahrstrecken auf. Außerdem ist die Reaktionsfähigkeit durch eine insgesamt schlechte Durchblutung des Kreislaufs und damit auch des Gehirns verringert.

Treten Herzrhythmusstörungen auf, die auch unter medikamentöser Behandlung fortgesetzt zu Schwindel- oder gar Ohnmachtsanfällen führen, so ist die Fahrtüchtigkeit nicht mehr gegeben. Dies gilt auch für Patienten mit einem implantierbaren Defibrillator, einem Gerät, das schnelle Rhythmusstörungen erkennt und bei Bedarf einen Elektroschock abgibt.

Geschlechtsverkehr

Das Thema Sexualität ist schon bei vielen Gesunden mit einer Fülle von Ängsten und Unsicherheiten behaftet. Doch auch wer völlig unkompliziert mit seiner Sexualität umzugehen weiß, wird auf das einschneidende Ereignis eines Herzinfarkts mit Verunsicherung reagieren. "Ist Sex schädlich für das Herz?" "Leidet die Potenz nach einer Herzoperation?" "Führen die notwendigen Medikamente zu einer Verringerung des sexuellen Verlangens?" sind häufig geäußerte Bedenken.

Ist Geschlechtsverkehr schädlich für das Herz?

Sexualforscher, v. a. in den USA, haben sehr genau untersucht, welche Kreislaufreaktionen durch Sex hervorgerufen werden. Besonders während des Orgasmus kommt es zu kurzfristigen Steigerungen von Blutdruck und Puls. Aber nicht nur Blutdruck und Puls, sondern auch die Atemfrequenz steigt. Man sieht also, dass der Körper ähnlich reagiert wie beim Sport. Die Herz-Kreislauf-Belastung ist jedoch weitaus geringer.

Bestehen im Alltag keine oder sog. stabile (über längere Zeit unveränderte, tolerable) Beschwerden wie Angina pectoris oder Luftnot bei Belastung, so ist unter dem Aspekt einer Schädigung des kranken Herzens gegen Geschlechtsverkehr nichts einzuwenden. Anders verhält es sich, wenn die Beschwerden zunehmend sind oder wenn bereits in Ruhe Beschwerden auftreten. Diese sog. instabile Angina pectoris ist ein ernsthaftes Warnzeichen. Es deutet auf eine verschlechterte Durchblutung des Herzens hin. Möglichst umgehend sollte der behandelnde Arzt aufgesucht werden. Bis dahin sollten Belastungen vermieden werden und damit auch der Geschlechtsverkehr.

Leidet die Potenz nach einer Herzoperation?

Eine Herzoperation bedeutet bei Patienten mit schwerer koronarer Herzkrankheit die Überbrückung von Engstellen in meist 2 oder 3 Herzkranzgefäßen. Die Operation hat zum Ziel

◆ einen drohenden Herzinfarkt zu verhindern,
◆ die Überlebenswahrscheinlichkeit der Patienten zu verbessern und
◆ Beschwerdefreiheit des Patienten zu erzielen.

Bei erfolgreicher Operation wird das Herz über die Bypässe (Umgehungsadern) so gut mit Blut versorgt, dass die Patienten sich in der Belastbarkeit nur gering von Gesunden unterscheiden. Die Stabilität des Herz-Kreislauf-Systems erlaubt daher sexuelle Aktivität. Durch eine Herzoperation an sich kommt es nicht zu Potenzstörungen. Die Operation einschließlich der vorbereitenden Untersuchungen wird aber mitunter als so einschneidend empfunden, dass über eine negative Beeinflussung des Selbstgefühls Potenzstörungen auftreten können. Diese erwachsen aus dem Gefühl der Verletzlichkeit, der Schwäche oder auch des Versagens. Häufig konnte wegen der Erkrankung der Beruf nicht weiter fortgeführt werden. Sportliche Aktivitäten mussten zurückgestellt werden. Anstrengendere körperliche Tätigkeiten mussten abgelehnt werden. Nach der Bypassoperation benötigt der Patient daher etwas Zeit, bis er neues Zutrauen zur eigenen Leistungsfähigkeit gefasst hat. Deshalb sind in dieser Phase Potenzschwierigkeiten nicht selten.

Beeinflussen die "Herzmedikamente" die Potenz und das sexuelle Verlangen?

Von den Nitraten ist keine direkte Nebenwirkung auf den Geschlechtstrieb bekannt. Gleiches gilt für die Calciumantagonisten und Diuretika (wassertreibenden Mittel). Einzig die β-Blocker können zu Potenzstörungen führen. Obgleich dies nur relativ selten vorkommt, muss der Arzt über diese Nebenwirkung vor Anordnung des Medikaments hinweisen. Unterlässt er dies, so riskiert er, dass der Patient den β-Blocker nicht mehr weiter einnimmt, sobald Beschwerden auftreten. Ist der Patient über die mögliche Nebenwirkung aufgeklärt, so wird er den β-Blocker zwar auch nicht weiter nehmen wollen, aber er wird den Arzt darauf hinweisen, sodass dieser bei Bedarf eine vernünftige Änderung der Behandlung anstreben kann.

Alle Medikamente, die in der Behandlung von Durchblutungsstörungen des Herzens eingesetzt werden, senken den Blutdruck. Müdigkeit ist eine häufige unerwünschte Wirkung. Dies mag die Ursache für einen verminderten Geschlechtstrieb bei Einnahme dieser Medikamente sein. Hier muss wie bei Auftreten anderer Nebenwirkungen (z. B. Kopfschmerzen bei Nitraten) im Einzelfall entschieden werden, ob durch Verringerung der Dosis oder durch Umsetzen auf ein anderes Medikament das sexuelle Verlangen wieder verbessert werden kann.

Sind potenzsteigernde Medikamente schädlich für Herzkranke?

Das kürzlich auf dem Markt erschienene Medikament Viagra (Wirkstoff: Sildenafil) wird zur Behandlung einer Erektionsschwäche eingesetzt. Es wird in Tablettenform eingenommen. Die Libido, d. h. das sexuelle Verlangen wird nicht beeinflusst. Die körperliche Wirkung wird über eine lokale und z. T. globale Anregung des Kreislaufs erzielt.

Zum Einen wird die für eine Erektion erforderliche Durchblutung des männlichen Glieds verbessert. Zum Anderen werden auch Effekte auf den Gesamtkreislauf beobachtet. So schlägt das Herz schneller. Es pumpt kräftiger. Der Widerstand der Adern gegen den Blutfluss wird geringer. Dies sind Effekte, die beim Gesunden keine nachteiligen Auswirkungen haben. Liegt ein stabiler Zustand bei einer Durchblutungsstörung des Herzens vor, so bestehen ebenfalls keine Einwände gegen das Medikament.

Aber: Es dürfen auf keinen Fall vorher oder nachher Nitrate (Wirkstoff: Isosorbiddinitrat oder Isosorbidmononitrat enthalten in z. B. Isoket, Corangin, ISMO etc.) eingenommen werden. Es wurden in der Vergangenheit schon Todesfälle gesehen, wenn die Einnahme von Viagra bei laufender Nitratmedikation vorgenommen wurde. Auch die Anwendung des Nitrosprays oder der Nitrokapseln bei einem Angina-pectoris-Anfall kann schwerwiegende Folgen haben, wenn vorher Viagra eingenommen wurde. Die Wirkung einer Tablette Viagra hält bis zu 12 h an. Für diesen Zeitraum ist gilt äußerste Vorsicht. Auch wer nach der Einnahme von Viagra wegen Brustschmerzen den Notarzt ruft oder in die Klinik eingeliefert wird, muss den Arzt darauf aufmerksam machen, damit nicht ein unter normalen Umständen günstig wirkendes Nitratpräparat eingesetzt wird.

Erwerbsfähigkeit, Berufsunfähigkeit

Mit der Behandlung der Durchblutungsstörung des Herzens soll das Herzinfarktrisiko verringert werden. Die Beschwerden sollen gelindert werden. Unabhängig von der Art der Behandlung (Operation, Ballondilatation, Medikamente) wird darüber hinaus angestrebt, die Arbeitskraft zu erhalten. Die Frage, ob ein Patient in der Zukunft weiter erwerbsfähig sein kann, ist nicht generell zu beantworten. Sie hängt u. a. ab vom Beschwerdebild unter alltäglichen Belastungen, von der Herzmuskelfunktion, vom Vorliegen weiterer Begleiterkrankungen und vom Nachweis einer weiterhin bestehenden Durchblutungsstörung. Zur Frage der Berufsfähigkeit ist auch noch das berufstypische Anforderungsprofil in die Beurteilung mit einzubeziehen.

Grundsätzlich sollte nach einer Bypassoperation oder einer Ballondehnung an den Herzkranzadern eine weitere Berufsausübung möglich sein. Die Eingriffe führen also nicht zu einer Berentung des Patienten. Erst wenn Folgeerscheinungen der Durchblutungsstörung dauernd vorhanden sind, kann über eine Einschränkung der Erwerbsfähigkeit diskutiert werden.

Auch ein Herzinfarkt muss nicht bedeuten, dass der Patient nicht mehr arbeiten kann. Entscheidend sind vielmehr die Belastbarkeit des Patienten und die objektiv erhobenen Untersuchungsbefunde. Hierbei ist zu klären, ob die Herzkammern normal funktionieren oder ob durch den Infarkt die Funktion eingeschränkt ist. Nach kleinen Herzinfarkten kann eine völlig normale Belastbarkeit vorliegen. Nach großen Herzinfarkten kann auch eine leichte Bürotätigkeit schon zu anstrengend sein.

In aller Regel wird zum Ende der Anschlussheilbehandlung nach Herzinfarkt oder Bypassoperation eine Beurteilung der weiteren Berufsfähigkeit abgegeben. Patienten, die keine Anschlussheilbehandlung durchführen, müssen sich an ihren Hausarzt wenden. Bei Antrag auf Erwerbsunfähigkeit mit der Folge der Berentung wird in einem durch einen Herzspezialisten durchgeführten Gutachten dieser Frage nachgegangen.

Sachverzeichnis